吕东升 著

西城区非物质文化遗产普及读物

龟息按摩技法

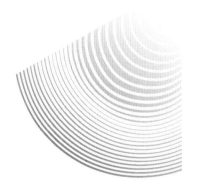

北京工艺美术出版社
北京出版社

图书在版编目（CIP）数据

龟息按摩技法 / 吕东升著 . -- 北京 : 北京工艺美
术出版社 : 北京出版社，2024.3
ISBN 978-7-5140-2697-9

Ⅰ . ①龟… Ⅱ . ①吕… Ⅲ . ①按摩疗法（中医）Ⅳ .
① R244.1

中国国家版本馆 CIP 数据核字 (2024) 第 058511 号

出 版 人：夏中南
责任编辑：赵 微 郑若韵
装帧设计：任 毅
责任印制：王 卓

法律顾问：北京恒理律师事务所 丁 玲 张馨瑜

龟息按摩技法

GUIXI ANMO JIFA

吕东升 著

出 版	北京工艺美术出版社 北京出版社	
发 行	北京美联京工图书有限公司	
地 址	北京市西城区北三环中路6号	
邮 编	100120	
电 话	（010）58572763（总编室）	
	（010）58572878（编辑室）	
	（010）64280045（发 行）	
传 真	（010）64280045/58572763	
经 销	全国新华书店	
印 刷	北京印刷集团有限责任公司	
开 本	710 毫米×1000 毫米 1/16	
印 张	11	
字 数	150千字	
版 次	2024年3月第1版	
印 次	2024年3月第1次印刷	
定 价	58.00元	

西城区非物质文化遗产普及读物
编委会

主　　任：钮　鑫

副 主 任：吴英茂　　张　华　　朱文龙

委　　员：杨　飞　　蔺　音　　李　娜　　任宝菊

　　　　　李　丽　　陈　茹　　玉　梅

本书作者：吕东升

顾　　问：刘　健　　刘丁丁　　吕施达　　肖　超

策划：北京市西城区文物保护管理中心

中医传国脉 岐黄济天下

习近平总书记指出："要做好守正创新、传承发展工作，积极推进中医药科研和创新，注重用现代科学解读中医药学原理，推动传统中医药和现代科学相结合、相促进，推动中西医药相互补充、协调发展，为人民群众提供更加优质的健康服务。"中医药学是中国古代科学的瑰宝，包含着中华民族几千年的健康养生理念及其实践经验，是中国人民大智大慧、文脉传承、创新发展的重要体现。

近年来我国中医药发展迅速，同时面临新挑战。一方面，中医药在满足人民群众的健康需求、推进医药科技创新与发展中的作用有效凸显。人民群众多层次多样化健康需求持续快速增长，健康越来越成为群众关心的重大民生福祉问题。另一方面，在面向人民生命健康和"双循环"驱动发展的大背景下，中医药发展面临的基层人才缺乏等问题亟待解决。职业教育将弘扬传统中医文化融入课堂，建立传统医学文化体系，创新中医人才培养模式，助力传统中医发扬光大，为健康中国提供坚实支撑。

《龟息按摩技法》一书具有三个特点。一是诠释中医理论。该书介绍了龟息按摩技法的发展源流、基本知识、基本手法、针对相应疾病的推拿疗法等理论知识。二是基于临床案例。该书分为基础篇、治疗篇和保健篇三个板块，凝练了龟息按摩技法多年临床实践的宝贵经验，从临床实践中总结了人体重要部位保健手法、龟息按摩技法。三是弘扬传统文化。该书不仅是对"治未病"理念的深入探索，更是对中华优秀传统文化的传承与弘扬，推动优秀传统走向大众，增强中华民族文化自信。龟息按摩技法是北京市西城区传统医药类非物质文化遗产代表性项目之一。该疗法主要特点为柔和舒适、渗透力强，为人为己、同步双修，泄中有补、补中有泄，全神贯注、形神合一。该疗法融预防保健、疾病治疗和康复为一体，使广大群众享受预防、保健、康复等中医服务，养成健康文明的生活方式。龟息按摩技法的传承人吕东升老师担任北京传统推拿治疗研究会会长、中国职业技术教育学会康养康育专业委员会副主任。他在长期临床实践中总结出一套提高脏腑功能、减缓退化速度，使人健康长寿的疗法，其针对慢性肾炎、小儿畸形、颈椎病、高血压、神经性头痛、脾胃病、中风后遗症等疑难杂症具有独特功效。

展望未来，希望以《龟息按摩技法》一书出版为契机，传承发展中医药文化，培养高质量中医药人才，推动医药卫生职业教育将"健康中国"目标融入专业建设和人才培养进程，为实现"健康中国"贡献中医力量。

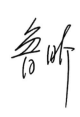

教育部原副部长，中国职业技术教育学会会长

2023年12月

序 言

    中医中药是一个理论系统，二者有着不可分割的关系，医靠药治，药为医用，具有深厚的文化内涵。几千年来，中医中药为我国人民防病、治病、养生、保健做出了不可磨灭的贡献。中医中药凝聚了中华民族的博大智慧，是中华民族最珍贵的瑰宝，需要传承和弘扬。

    在中医文化的长河里，随着历史的发展，在传统医药文化的沉积下，中医形成了自己特有的体系技艺——中医六艺。中医六艺包括：砭、针、灸、药、导引、按跷（按摩）。其中，龟息按摩是一门非常具有特色的技法，已被列入传统医药类非物质文化遗产。吕东升大夫是中医药非物质文化遗产项目"龟息按摩技法"代表性传承人。在近半个世纪的学习传承中，他运用龟息按摩技法治愈了数以万计的患者，其临床治疗效果显著，并逐渐形成了独特的理论体系和完善的治疗手法。为了更好地传承和弘扬这一独特的治疗技法，在相关领导、同人的关心支持下，他在总结临床治疗经验的基础上，编写了本书。

    我相信这本书会给读者带来很多启发和收获，并学会一些治愈疑难病症的方法。希望本书的出版，也能激励更多的中医后继者，坚定对传统文化的自信，弘扬岐黄之术，重振中医雄风。

98岁国医大师　金世元

2023年12月

前　言

　　龟息按摩技法是北京市传统医药类非物质文化遗产代表性项目之一。龟息按摩技法主要由手法、功法两大部分组成，属于中医传统五种治疗方法之一的导引按跷，将龟息与导引按摩相结合，秉承中华几千年按摩医学精髓，是运用特殊功法按摩产生"热源"，通过刺激皮部，逐步循经筋、络脉、经脉、脏腑次序传递，起到平衡阴阳、调理脏腑、疏通经络、行气活血、温经散寒、祛风除湿、消肿止痛的作用，以达到治疗疾病和预防保健目的的一门学科。龟息按摩是一门独特的功力手法，请读者要在专业老师指导下进行操作。

　　1977年，北京传统推拿治疗研究会始创会长、中医药非物质文化遗产项目"龟息按摩技法"代表性传承人吕东升，拜龟息推拿技法第三代传人

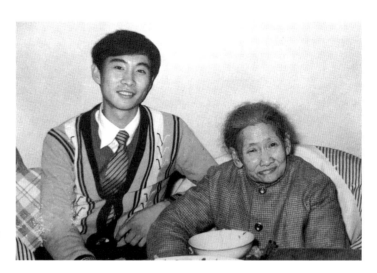

1983年，作者和
恩师杜鸿敏

杜鸿敏为师，跟随杜老师学习龟息按摩疗法10余年。龟息按摩作为一种内功治疗性的手法，是导引按跷传统中医技艺在民间不断传承发展而形成众多流派中的一支，是珍贵的非物质文化遗产，一直以来都是师傅口传身教，濒临失传，亟须保护和发扬。本书首次将其进行系统整理并付梓，内容包括基础篇、治疗篇和保健篇。

本书在编写过程中得到了教育部原副部长、中国职业技术教育协会鲁昕会长，沧州医学高等专科学校刘健书记，刘丁丁等专家，以及龟息按摩技法第五代传人吕施达的大力支持。

感谢北京市西城区文物保护管理中心，还有帮助撰写前言的专家等，在此一并感谢！

诚然，本书可能存在遗漏之处，希望读者不吝赐教指正。

目　录

上篇
基　础　篇

中篇

治 疗 篇

下篇

保 健 篇

上 篇

基 础 篇

绪 论

龟息功，是属于所谓仿生气功之一的吐纳气功。《脉望》载："牛虽有耳，而息之以鼻；龟虽有鼻，而息之以耳。凡言龟息者，当以耳言也。"意思是说，龟息导引，要以听息为之。《芝田录》亦言："睡则气以耳出，名龟息，必大龟寿。"

考古发现证明，在距今约5000年以前，我国已有了模仿龟类的呼吸运动的龟息气功锻炼法。1975年在青海省乐都地区柳湾的三平台出土了一件马家窑文化时期的彩陶罐。在这件彩陶罐腹部正中有一彩绘练功人像，其二目微闭，口张开近圆形，微向外翻，腹部隆起，双手张开置于下腹部两侧，两下肢呈弯曲状态，双脚平行分开比肩略宽。通观全身，为蹲裆式。有关专家鉴定表明，这个姿态与流传至今的龟息法中的某一练功姿势几乎相同。传说尧舜时有个名叫彭祖的人善于导引行气，活了800多岁，据说这种气功的吐纳法是向乌龟学来的。

什么叫龟息呢？龟息就是乌龟呼吸的方法。俗话说"千年王八万年龟"，据有关专家研究，乌龟之所以长寿，主要是因为乌龟呼吸方法较为独特。龟的肺在甲壳下面，不能直接呼吸，必须靠口腔下方的一升一降把空气吞入口腔，然后再送往肺里，像吞咽食物似的。同时靠其四肢与腹部起伏才能带动其肺呼吸。龟这样的吞咽气和呼气运动，令主管龟呼吸的脑干神经得到充分进化，促成龟的长寿。人类学习此呼吸方法，放松、心静、意定，口微闭，以舌在上下牙龈外徐徐搅动，待津液满口后，先缓缓吸一口气，随津液下降至丹田，再缓缓深长呼气，将气吐尽，全身也随呼气而极度放松。此时，宁神静听息之出，即听息。一念带万念，渐渐入静，呼吸自然，渐入匀静深长细缓。此时，进入专心听息，则自然心合于气，气合于神，神融且和，泯泯澄澈，渐达闻似不闻、恍恍惚惚、不知不觉自然进入龟之蛰藏伏气状态。

第一，通过模仿龟息，宁静气息，一念代万念，使不利于健康的兴奋细胞受到抑制，大脑与脑干神经细胞达到生态平衡，促进长寿。

第二，通过吞咽空气和腹部胀缩运动减少腹腔血液积存，使其输送全身从而提高心脏泵力，改善血液循环和新陈代谢，进而加强了肠胃功能，促进长寿。

第三，坚持长期模仿龟息和导引行气，使机体内气（元气）充盈，逐步达到阴阳平衡，水火既济，进而促进健康长寿。

中医药非物质文化遗产龟息按摩技法第四代传承人、北京传统按摩治疗研究会常务副会长兼秘书长吕东升生于三年严重困难时期，自幼体弱多病，时有发作的哮喘最是磨人，发作时经常半夜喘得无法入睡。中药、西药各种方法都尝试过，多年久治不愈。机缘巧合，他与中医老师杜鸿敏相遇，龟息按摩便闯进了他的人生。

杜鸿敏是民国时期陕西一位名医之后，幼承庭训，精于按摩。抗战期间，作为国民党西北军名将孙振宇的夫人，她随军行医，屡创奇迹。定居北京后，杜鸿敏更是凭仁心仁术救治病患无数，被人们亲切地称呼为"蒲黄榆老太太"。

一次偶然的机缘，吕东升结识了杜鸿敏老师。不打针不吃药，杜鸿敏老师仅凭两只手，就把吕东升多年的哮喘完全治愈了。在杜鸿敏老师那里，吕东升看到她为各种疑难病症患者进行治疗，效果显著，并了解到杜鸿敏老师对慢性肾炎有治愈方法。因母亲患有慢性肾炎，常年水肿，所以吕东升萌生了跟杜鸿敏老师学习、为母亲治疗慢性肾炎的想法。被吕东升的孝心感动，杜鸿敏虽未同意收徒，但还是将治疗慢性肾炎的技法传授给了他。

吕东升为母亲进行了近一年的治疗，母亲多年的肾炎竟奇迹般地痊愈了。后来吕东升把他伯母的慢性肾炎也治好了。这时，周边一些其他疾病的患者也相继找他治疗，吕东升暗下决心一定跟随老师学下去。他像上班一样在杜鸿敏老师身边学了3年，杜老师看他这么刻苦认真，慢慢地把一些龟息按摩技法精髓教授给他。吕东升在杜鸿敏老师身边一共待了10年，杜老师说："吕东升是我唯一的真传弟子"，并嘱咐他一定要多教学生，将龟息按摩技法传承下去。多年来，吕东升始终恪守治病救人的初心，切实履行医师职责，勇挑传承非遗使命。

龟息按摩属于中医传统五种治疗方法之一的导引按跷。导引按跷是记载于《黄帝内经·素问》之《异法方宜论篇》与针、药、灸、砭齐名的一种集治疗与自我养生保健为一体的传统中医自然疗法。按跷古称"扶形"，今称"手法外治""按摩""推拿"。导引按跷是早期医家的主要治病方法，它的内涵是导引行气，通过调心、调息、调形使人进入入静放松状态，外在治疗形式是按跷，通过对人体脏腑、经络、筋骨、关节、皮肉等进行深层次的调节引导气血归位，达到治病和养生保健的效果。导引按跷需要医者有深厚的导引功法基础。

龟息按摩将龟息与导引按摩相结合，借鉴道家模仿乌龟呼吸方法的龟息功法修习吐纳法修炼内功，配合"揉术功"（布球里面装满鹅卵石）、"打纸功"（把10层毛头纸粘贴在一起）等功法，经过长期习练，使医者手上的透力聚积，再对患者进行辨证施治。这种方法治愈了很多疑难杂症患者，经过多年的临床验证，有着十分显著的疗效。

龟息按摩技法作为一种内功治疗性的按摩手法，是导引按跷传统中医技艺在民间不断发展传承而形成众多流派中的一支，是珍贵的非物质文化遗产，一直以来都是师傅口传身教，濒临失传，亟须保护发扬。

现代西方医学认为，按摩是一种在特殊部位施加手法的物理疗法，能使作用达到深层肌肉，具有作用力大、接触面积广、受力均匀、渗透力强等优势。它通过力学、热学、生物电、生物场等综合作用，改善肌肉、皮肤血液循环，梳理结缔组织，增强组织器官的新陈代谢，调理胃肠蠕动，调整神经系统，改变血液循环，调理内分泌功能，提高免疫功能，从而达到防病治病与保健养生的效果。

龟息按摩技法是治疗疾病、强身健体的一种方法，包括理论指导、功力修炼、按摩施术三部分，注重医者自身的气血、能量、脏腑、机体、素质等综合修养。其特点是通过医者手法作用在患者肌体的经络、穴位上，产生"热源"，通过经络系统最浅层的皮部，然后循络脉、经脉、内脏的次序传递，转变成各种治病防病的因素，起到平衡阴阳、调理脏腑、疏通经络、行气活血、温经散寒、祛风除湿、消肿止痛的作用，而达到提高机体整体免疫能力，防病治病的目的。其优势是轻、柔、舒适、热度高、透力强、见效快。虽然手法很轻但运用手掌透力及功力，内功能直达脏腑，带动气血运行，调整脏腑气血功能，使脏腑深层活血化瘀，充分得到养分，得到平衡调和，起到补益脏腑并提高脏腑机能的作用，在临床中疗效非常独特且显著。

第一章 基本知识

第一节 龟息按摩的特点

龟息按摩，秉承中华几千年按摩医学精髓，运用特殊功法按摩产生"热源"，通过经络系统最浅层的皮部，然后循络脉、经脉、内脏的次序传递，转变成各种治病防病的因素，起到平衡阴阳、调理脏腑、疏通经络、行气活血、温经散寒、祛风除湿、消肿止痛的作用，从而达到防病治病的目的。

龟息按摩有以下六大特点：

1. 轻柔舒适

龟息按摩的按摩轻柔不费力，医者非常轻松，这也是检验龟息按摩是否做到位的一个很重要的指标。同时龟息按摩舒适度很高，被按者没有明显的酸或疼痛感。龟息按摩技法结合了很多基础按摩，即使不施以功法，对很多疾病的治疗效果也比传统按摩好很多。

2. 热度高、渗透力强

龟息按摩在运用过程中，会产生作用时间长、渗透性深的热度，这是在操作过程中防病治病的关键之一。其二是渗透力强，区别于人造力和局部力（很多按摩手法，"力"不能及病灶），尤其针对脏腑疾病，龟息按摩渗透力强，能直达病灶，事半功倍地解决问题。

3. 为人为己，同步双修

龟息按摩与常规按摩相比，医者在发功治疗时，不会耗损自身气血。

自身调动气血运转的同时，调动患者气血来治疗疾病，同步双修。通常做完治疗后医者和患者都会满面红光，气血充盈。同时，常练龟息功，调息调身调心，能够起到延年益寿的作用。

4. 泻中有补、补中有泻

"同病不同症、同症不同病"，龟息按摩以"调理气机，平衡阴阳，扶正祛邪"作为临床治疗的基本原则，多采用"泻中有补、补中有泻"的治疗手法，通过临床验证，配伍"按摩处方"施治。

5. 安全无风险

医者龟息按摩技术掌握得好，治疗效果非常明显；假如医者技术掌握不好，只是治疗效果不明显，但极少发生危险。

6. 全神贯注、形神合一

治疗时，医者需聚精会神，全神贯注，不可闲聊敷衍，达到高度入静，治疗的过程就是在记忆患者的身体。医者只有做到按摩与心神完美地结合，使手法的运用成为心神的外在体现，才能最终达到在按摩治疗中的"形神合一"，这也是医师所追求的手心合一的境界。这样才能够将龟息按摩所具有的力、能量和信息传递给患者，以达体内的脏器、筋骨和病邪，并能通过经络系统传到全身各处的组织器官，从而有效地改变脏腑织器的功能，调动机体的能量，化解和清除体内的病邪，使患者强壮身体，恢复健康。

第二节　龟息按摩的作用原理

龟息按摩是通过医师在人体体表的经络、穴位或特定部位上施用一定的手法，以调节人体的生理、病理状况，来达到治疗目的，属中医外治法范畴。它治疗疾病的范围可涵盖内科、外科、妇科、儿科、骨伤科、五官科、眼科等各科病症。因此，龟息按摩的作用原理是多方面的。

按摩是在人体的特定部位上，运用各种手法（包括特定的肢体被动运动）来防治疾病的一种中医外治疗法。按摩产生疗效的主要因素，一是按摩的"质量"，二是施行部位的经络与穴位的特异作用。因此，从整体上说，按摩的治疗作用是通过手法作用于人体体表特定部位后，一方面其应力的直接作用发挥了活血化瘀、理筋整复、纠正人体骨关节与软组织解剖位置错位等局部治疗作用；另一方面，手法动态力的波动信号，可通过经穴—经脉—脏腑的传导通道，激发起人体阴阳、五行与经络系统平衡、生克与补泻的整体动态调控作用，反射性地影响营卫、气血、津液、脑髓、脏腑以及精神、情志等生理活动和病理状态，从而起到平衡阴阳，调整经络、气血与脏腑功能等全身性的调治作用。

一、平衡阴阳

阴阳，是中国古代的一个哲学概念。最初，阴阳是指日光的向背，即向日光的地方为阳，背日光的地方为阴。后来，这个概念被进一步引申，用以解释自然界中一切相互对应、相互滋生、相互消长、相互转化的事物现象，从而逐渐形成了阴阳学说。早在两千多年前，阴阳学说就被引用到中医学中，成为中医基本理论的一个重要组成部分。中医用阴阳来解释人体的组织结构、生理功能、病理变化等，并指导着临床诊断与治疗。

阴阳学说认为，人体是由两种既对立又统一的物质与功能，即阴和阳构成的。

就人体部位而言，体表为阳、体内为阴；上部为阳、下部为阴；背部为阳、腹部为阴。

就人体脏腑而言，六腑为阳，五脏为阴。

就人体气血而言，气为阳，血为阴。

就功能与物质而言，功能为阳，物质为阴。

就功能活动的状态而言，兴奋为阳，抑制为阴；活动为阳，静止为阴；增长为阳，减退为阴。

就气机运行而言，上升为阳，下降为阴；向外为阳，向内为阴等。

当阴阳双方处于相对动态平衡状态时，人体的生命活动便处于"阴平阳秘"的健康状态。若因六淫、七情或跌仆损伤等因素的作用使阴阳的相对平衡状态遭到破坏，就会导致一系列"阴阳失调"的病理变化，如阳盛则热，阴盛则寒；阴盛则阳病，阳盛则阴病；阳虚生外寒，阴虚生内热等。临床可表现为阴、阳、表、里、寒、热、虚、实等多种不同层次、不同性质的病症。

按摩治病遵循《黄帝内经》"谨察阴阳所在而调之，以平为期"的原则，根据辨证分型，医者采用或轻或重、或缓或急、或刚或柔等不同刺激量的手法，使虚者补之，实者泻之，热者寒之，寒者热之，壅滞者通之，结聚者散之，邪在皮毛者汗而发之，病在半表半里者和而解之，以改变人体内部阴阳失调的病理状态，从而达到恢复阴阳的相对平衡、正复邪去之目的。

如应用轻柔缓和的一指禅推法、揉法与摩法，刺激特定的募穴、腧穴及其他配穴，能补益相应脏腑的阴虚、阳虚或阴阳两虚，而使用力量较强的摩擦或挤压类手法，则能祛邪泻实；对阴寒虚冷的病症，要用较慢而柔和的节律性手法在治疗部位上进行较长时间的操作，使患者产生深层的温热感，则有温阳益气的作用。此外，轻擦腰部，能养阴泻火，以清血中虚热；自大椎至尾椎轻推督脉，可清气分实热，在同一路线上重推督脉，则能清热凉血，以泻血分实热。

二、调整经络、气血与脏腑的功能

经络有"行气血、营阴阳、濡筋骨、利关节"的生理功能，且内属脏腑，外联肢节，沟通表里，联络全身。人体的五脏六腑、四肢百骸、五官九窍、皮肉筋骨等，只有通过气血的濡养与经络的联络，才能充分发挥其各自的生理功能，并相互协调，形成一个有机的整体。如经络不通，则经气不畅，经血滞行，可出现皮、肉、筋、脉及关节失养而萎缩、不用，或五脏不荣、六腑不运等病理状态。

气的含义有二：一是指构成人体和维持人体生命活动的精微物质，二是指脏腑、经络的生理功能或动力。气有化生、推动、固摄、温煦等作用。人体诸气之中，最基本的气有元气、营气、卫气等。其中，元气又称真气，是人体生命活动的集中体现；卫气分布于脉外，依傍着脉道运行，有温养脏腑和肌肤、保护体表、调节和控制汗孔与抵御外邪等作用；营气运行于脉内，能化生血液，营养全身。气的主要病症有气虚、气滞和气逆三类。

血是循行于脉管内富有营养作用的赤色液体，主要由脾胃化生的水谷精微通过心肺的作用变化而成，它随血脉循行全身，为各脏腑、组织、器官提供营养，以维持它们的正常生理功能。如某种原因导致血液运行障碍，脏腑、组织、器官等就得不到血液的濡养，其生理功能便会失调、障碍，甚至丧失，从而产生血瘀、血虚或出血等多种血分病症。

龟息按摩调整经络、气血、脏腑的功能是通过手法作用于经络系统来完成的。因为按摩施治时，一是运用各种手法在人体体表"推穴道，走经络"，二是在脏腑投影的相应体表部位施以按摩能起到对其"直接"按摩的作用。

一方面可由按摩的局部作用，对受术部位的经络、气血、脏腑病症起到直接的治疗作用。如外伤所致的局部瘀血肿痛、麻木，以及受寒所致的胃肠痉挛，饮食不节引起的胃脘闷胀等，均可通过按摩的局部作用而得到调治。

另一方面，由于按摩的刺激激发了经穴乃至整个经络系统的特异作用，手法动态力的波动作用沿着经络传至所属的脏腑及其所过之处的组织、器官，如脑、髓、胞宫等，从而改善、恢复这些脏腑、组织、器官的生理功能。

如通过按摩脾经与胃经的有关经穴，可促进人体气、血的生成，同时通过按摩肝经的经穴，可改善肝的疏泄功能，以促进气机的调畅；再如运用较强的拿按法或轻柔的按揉法刺激内关穴，可通过心包经的传导作用，影响心脏的功能，以治疗心动过缓或心动过速；拿按合谷穴，可治疗牙痛、面瘫；推按三阴交穴，可调理妇女的行经等。这都是按摩整体性调治作用的体现。

三、恢复筋骨、关节的功能

中医所说的筋骨、关节，包括筋膜、肌肉、肌腱、腱鞘、韧带、关节囊、滑膜、椎间盘、关节软骨盘等人体软组织。这些组织可因直接或间接外伤或长期劳损而产生一系列的病理变化。其损伤包括局部挫伤、肌肉拉伤、纤维破裂、肌腱撕脱、肌腱滑脱、韧带部分或全部断裂、关节囊撕破、骨缝开错（半脱位）、关节脱位、软骨破裂以及关节或软组织劳损等。龟息按摩对治疗上述诸病症有良好的疗效。其作用原理主要有以下几方面：

1. 舒筋通络，解痉止痛

损伤后，肌肉附着点和筋膜、韧带、关节囊等受损害的软组织，可发出疼痛信号，通过神经的反射作用，使有关组织处于警觉状态。肌肉的收缩、紧张乃至痉挛，就是这一警觉状态的反映。这是人体的一种保护性反应，其目的在于减少肢体活动，避免对损伤部位的牵拉刺激，从而减轻疼痛。但对此如不及时处理，或治疗不彻底，损伤组织可形成不同程度的粘连、纤维化或疤痕化，以致不断地发出有害冲动，加重疼痛、压痛和肌肉收缩、紧张，继而又可在周围组织引起继发性疼痛病灶，形成恶性疼痛环。不管是原发病灶还是继发病灶，均可刺激和压迫神经末梢及小的营养血管，造成局部血运及新陈代谢障碍。按摩是解除肌肉紧张、痉挛的有效方法。这是因为它不但能放松肌肉，并能解除引起肌肉紧张的原因。

其作用机理有三，一是能加强局部的血液循环，使局部温度升高，及时清除在损伤组织内瘀滞的致痛物质；二是通过适当的刺激，提高局部组织的痛阈；三是令紧张或痉挛的肌肉充分舒展，以消除疼痛。

2. 理筋整复

运用按摩的牵引、拔伸、抻展、摇扳或弹拨手法，可使关节脱位者整复，骨缝错开者合拢，软组织撕裂者对位，肌腱滑脱者理正，髓核脱出者还纳，滑膜嵌顿者退出，从而消除引起肌肉痉挛和局部疼痛的病理状态，有利于损伤组织的修复和功能重建。

3. 剥离粘连，疏通狭窄

肌肉、肌腱、腱鞘、韧带、关节囊等软组织的损伤，均可因局部出血、血肿机化而产生粘连，从而引起长期疼痛和关节活动受限。运用局部的弹拨手法和关节平端、抻展、拔伸、摇扳等手法，能起到松解粘连、滑利关节的作用。在人体具有骨纤维性鞘管的部位，如肱二头肌腱长头腱管、桡骨茎突部腱管和屈拇、屈指肌腱鞘，由于骨质增生、慢性劳损或遭受风寒湿三者的侵袭，该处的肌腱、腱鞘肿胀、充血，鞘内渗液，久之纤维化，鞘壁增厚，使肌腱束缚于腱鞘内，影响关节的屈伸活动。轻者腱鞘狭窄，活动时弹响，重者局部粘连硬结，关节丧失运动功能。对病变肌腱、腱鞘，局部运用弹拨手法与持续的节律性一指禅推、指揉或擦法，并配合摇扳、拔伸等关节被动运动类手法，有消肿止痛、剥离粘连、疏通软组织间隙、扩大狭窄、解除弹响等作用，从而恢复肌腱在腱鞘内的正常滑动，使关节的运动功能趋于正常。

第三节　龟息按摩的施术原则

　　龟息按摩，是在中医整体观念和辨证论治基本精神指导下，对临床病症制定的具有普遍指导意义的治疗规则，与中医的治疗原则相同，但具有自身特点。按摩医师在临床上能否恰到好处地运用按摩技术，是一个非常重要的问题。因为人有男女老少之别，病有虚实久暂之分，治疗部位有大小深浅等不同，所以，选用何种手法、施术的部位或穴位、手法力量的大小、操作时间的长短等，都要贯彻辨证论治的精神，因病变个体和时间、地点的不同而灵活运用，充分发挥按摩的治疗作用。一般说来，按摩的施术原则主要包括明确诊断、辨证施治、补虚泻实和因人、因病、因时、因地制宜等几个方面。

一、查明病因，明确诊断

　　作为现代临床的按摩医师，施用按摩前要对病情作充分了解，并要有明确诊断。诊断应以中医基础理论为指导，并结合西医学的基本理论，通过望、闻、问、切四诊合参，结合必要的西医学检查方法，全面了解患者的全身情况和局部症状，对疾病进行综合分析，从而得出正确诊断，并在此基础上以辨证施治和辨病施治相结合的原则为指导，选择相应的手法进行治疗。一般要求中西医双重诊断，既要辨证，又要辨病。在明确诊断之前，不宜随便施术，特别是一些刺激量较大或运动幅度较大的整骨按摩和腰背、胸腹部的重按法等，应严格掌握按摩的适应证、禁忌症。

二、整体观念，辨证施治

按摩的施术与中医内治疗法一样，也应以中医基本理论为指导，遵循辨证论治的原则。正如《理瀹骈文》中云："外治之理即内治之理。"又云："外治必如内治者，先求其本，本者何，明阴阳识脏腑也。"

辨证是治疗的前提和依据，只有明确病变的阴阳、表里、虚实、寒热等属性，才能从复杂多变的疾病现象中抓住病变的本质，把握病症的标本、轻重、缓急，采取相应的手法以扶正祛邪、调整阴阳，使气血复归于平衡，达到治疗疾病的目的。因此，按摩的施术不仅是对症的局部治疗，而且始终贯穿着辨证论治的思想。根据按摩的性质和作用，结合治疗部位，按摩治疗有温、补、通、泻、汗、和、散、清、吐、消十法。例如，"热者清之"是治疗一般热性病的主要法则，但热病的症状极其复杂，治疗时应鉴别里热、表热，病在里者还需辨别是属于气分热还是血分热，是实热还是虚热，然后根据不同情况，采用相应的手法。气分实热者，轻推督脉（自大椎至尾椎），以清泻气分实热；血分实热者，重推督脉（自大椎至尾椎），以清热凉血；表实热者轻推背部膀胱经（自下而上），表虚热者轻推背部膀胱经（自上而下），以清热解表。

三、补虚泻实

补虚泻实是中医治病的基本法则之一，也是按摩的施术原则之一。按摩治疗疾病，虽然不同于中药、针灸，但同样非常重视补泻。临床施术时，根据患者体质的强弱和证候的虚实，具体分析，区别对待，酌情施法，采取或补或泻，或兴奋或抑制等不同按摩技术，作用于患者体表特定的部位或穴位，虚者补之，实者泻之，从而起到扶助正气、祛除邪气，或促进机体的生理功能、抑制脏腑组织亢奋的作用。一般情况下，顺着人体经络走向、向心、用力轻柔、速度和缓的按摩，适用于虚证；逆着人体经络走向、离心、用力稍重、速度稍快的按摩，适用于实证。

例如，应用轻柔缓和的一指禅推法、揉法、摩法等，刺激特定的募穴、腧穴及其他配穴，能补益相应脏腑的阴虚、阳虚或阴阳两虚；而使用力量较强的摩擦或挤压类手法，则能祛邪泻实。

四、因人、因病、因时、因地制宜

因人、因病、因时、因地制宜是指治疗疾病时要根据不同对象、不同病征以及不同的时间、地理环境制定相应的治疗方法。

1. 因人制宜

由于按摩的治疗效果受人体诸多因素的影响，包括患者的年龄、性别、体质、生活习惯、职业特点、痛阈值的大小等。因此，手法的选择及临床具体运用应有所不同。如患者体质强，操作部位在腰臀四肢，病变部位在深层等，手法刺激量可较大；患者体质虚弱，操作部位在头面胸腹，病变部位在浅层，或小儿等，手法刺激量宜小。

2. 因病制宜

在按摩治疗过程中运用什么手法，应视疾病的性质、病变的部位，辨证辨病选择手法。例如：关节运动障碍者，常选用摇法、扳法、抻展法等关节被动运动类手法；关节错位者，应选用扳法、拔伸法、平端法等整复关节类手法；有粘连者，则应使用扳法、弹筋拨络法、理筋法等。此外，对于治疗某一疾病的按摩，按摩医师既要掌握一般规律与常法，又要注意临证变通，随着病情的进退，主症与兼症，主要痛点与次要痛点的增减、消失、转化等，综合分析，及时进行手法的加减。

3. 因时制宜

这是指手法操作时要考虑到时间和季节因素。如晚间的按摩治疗不宜采用兴奋型手法；又如夏季暑热，患者皮肤多汗黏腻而涩滞，直接在皮肤表面进行手法操作容易使皮肤破损，治疗时可在患者皮肤表面涂一些保护性介质，并注意少用摩擦类手法等。

4. 因地制宜

中国北方寒冷，北方人体格多壮硕，肌肤腠理致密结实，施术时手法宜深重才能有效；南方多热多湿，南方人体型多瘦小，肌肤腠理相对疏松薄弱，按摩治疗时手法宜相对轻柔。

第四节　龟息按摩的手法操作体位与姿势

在龟息按摩的临床应用过程中，按摩医师应根据患者的病情和所选择的治疗部位以及所运用的手法，使自己与患者各自选择一个恰当的体位与姿势。这样一方面，使患者肌肉充分放松以能保持较长时间接受治疗；另一方面，有利于按摩医师发力和持久操作，以使手法的治疗作用能得到充分发挥。

一、患者体位

患者所采用的体位通常为卧位（仰卧位、俯卧位与侧卧位）或坐位（端坐位、俯坐位），立位较少采用。

1. 仰卧位

患者头下垫薄枕，仰面而卧，肌肉放松，呼吸自然，双下肢伸直，上肢自然置于身体两侧。亦可根据治疗需要，上肢或下肢采取外展、内收、屈曲位等。在颜面、胸腹及四肢前侧等部位施用手法时常采取此体位。

2. 俯卧位

患者腹侧向下背面向上而卧，头转向一侧或向下，下垫薄枕，或面部向下放在按摩床之呼吸孔上，上肢自然置于身体两旁或屈肘向上置于头部两侧，双下肢伸直，肌肉放松，呼吸自然。在肩背、腰臀及下肢后侧施术时常采用此体位。

3. 侧卧位

患者右侧或左侧而卧，两下肢均屈曲位，或上侧下肢屈曲，下侧下肢伸直。在一侧头面部、上肢、胁肋部、臀部及下肢外侧施术时常采用此体位，做侧卧位腰部斜扳法时亦采用此体位。

4. 端坐位

患者端正而坐，肌肉放松，呼吸自然，患者所坐凳子的高度最好与膝后腘窝至足跟的距离相等。在头面、颈项、肩及上背部施用手法时常采用此体位。

5. 俯坐位

患者端坐后，上身前倾，略低头，两肘屈曲支撑于膝上或两臂置于桌沿、床沿或椅背上，肩背部肌肉放松，呼吸自然。在项、肩部及上背部操作时常用此体位。

二、医者体位

按摩医师根据患者被操作的部位与体位及所选用的手法，选择一个合适的位置、步态与姿势，从而有利于手法操作技术的运用。

（1）患者取坐位，在其头面、颈肩、上背部及上肢进行手法操作时，医者应选用站立位，取丁字步或站势（双脚分开与肩等宽）。

（2）患者取仰卧位，在其面部、胸腹部或大腿前侧、小腿前外侧操作时，医者应选用坐位，面向其头侧；如果在患者大腿、小腿前外侧操作时，则医者应取站位。

（3）患者取俯卧位，在其腰背部、骶臀部、下肢后侧选用撩法操作时，则医者应取站位，同时要含胸拔背，收腹蓄臀，自然呼吸，切忌屏气。

医者在操作过程中，要全神贯注，思想集中，从容沉着，不要左顾右盼、心不在焉，要做到"手随心转"，意到手到。此外，按摩医师的体位与姿势应根据手法操作的需要，随时作相应的调整、变换，使之进退自如，转侧灵活，以保持施术过程中全身各部位的动作协调一致，这也是按摩医师的一项基本功。

第五节　龟息按摩的手法反应与处理方法

一般说来，龟息按摩的手法对患者是一种安全、舒适而有效的物理刺激，多数不会产生不适反应。但是，在某些特定情况下，此手法也会使人体出现一定的机体反应。据传统经验与临床观察，手法反应有良性反应与不良反应两类。

一、手法良性反应及处理方法

手法良性反应是指在正常手法刺激下，患者出现的某些一过性不适反应。这种反应，不会对人体造成任何伤害，也不会有任何后遗症状。有的良性反应甚至是病情好转的迹象与治疗取得良效的佳兆。

1. 良性反应的临床表现

患者因个体差异，有的在治疗后产生疲劳感，有的嗜睡，有的手脚出汗，有的疼痛由深而浅、由集中而扩散，有的疼痛暂时加重，有的产生饥饿感等。这些反应一般在开始的第1～3次治疗时发生，在之后治疗中就不再出现，并随着病情的好转而消失。

2. 手法的良性反应处理

对手法的良性反应一般不需特殊处理，患者可多喝些开水，并增加营养。在施术过程中可任其自然安静入睡，并坚持按摩治疗。一般在2～3天后，各种不适反应会自然消失，并产生明显疗效。

二、手法不良反应及处理方法

手法的不良反应是指由手法操作不当，或刺激过大，或违反手法解剖结构学原则而造成对患者机体的损伤性反应。

常见的不良反应及手法性损伤，轻则在手法局部造成瘀斑、破皮、擦伤；重则患者发生晕厥、神经挤压及扭伤、关节半脱位或脱位及骨折，严重的可导致颈脊髓损伤、椎动脉挤压伤而危及生命。故在手法操作技能训练时，学员必须严格按照规范化动作结构的要求，认真进行手法练习，用力先轻渐重，不要用蛮力、暴力随意重压猛拍，尤其要根据解剖结构学原则练习关节运动类手法，把握好操作的安全范围，就可避免以上各种手法的不良反应。严重的手法性损伤的救治方法，还将在后文中重点介绍。

第六节 龟息按摩的介质

在龟息按摩过程中有时需要在受术部位先涂擦某种液体状或固体状的润滑剂或药物制剂，以配合手法治疗。这种涂擦在治疗局部并能配合手法操作的药物制剂称为按摩介质。运用按摩介质在我国有着悠久的历史，早在《金匮要略》中就有关于"膏摩"的记载，后经不断发展，出现了名目繁多的膏摩方，广泛地用于预防与治疗疾病中，并沿用至今。

按摩时应用介质，不仅益于充分利用药物的保健与治疗作用，而且可增强润滑作用，保护患者的皮肤，提高治疗效果。常用的按摩介质有以下几种。

1. 滑石粉

四季均可应用，夏季多用，有敛汗爽肤的作用，在治疗局部敷以滑石粉可保护患者和医者的皮肤，便于操作。

2. 冬青膏

将冬青油（水杨酸甲酯）与医用凡士林合成为冬青膏，春、秋、冬季多用，配合此膏应用擦法或按揉法可加强手法的透热效果，若加入少量麝香更能增强手法活血化瘀、搜风通络的功效，也可直接应用冬青油做介质，效果亦佳。

3. 按摩乳

四季均可应用，施用擦法和按揉法时用此药，能增强手法活血化瘀、通经活络的功效。

4. 麻油

施用擦法时涂上少许麻油，可增强手法的透热作用，小儿久病成虚也可用麻油配合手法以加强补益作用。

5. 姜汁

将新鲜的生姜洗净切片，捣烂取汁后，加少许清水即可应用，多用于冬春季，有润滑皮肤、散寒解表、温中止痛、健脾暖胃、固肠止泻的作用。一般用于小儿外感风寒所致发热、咳嗽、腹痛、腹泻等病症。

6. 薄荷水

取少量薄荷叶，用水浸泡后滤汁去渣，即可应用，多用于夏季，能够润滑皮肤、清热解表、消暑退热。一般用于小儿外感风热或暑热导致的发热、咳嗽。

7. 鸡蛋清

取鸡蛋一个，去其蛋黄，所剩蛋清即可应用，有润滑皮肤、清热润肺的作用。一般用于小儿肺热咳喘等。

8. 水

清水，有润滑皮肤的作用。虚寒证可用温水，热证可用井水或凉水，有增强清凉、退热的功效。

9. 维生素E按摩油

以维生素E为主要成分的一种油剂，有滋润皮肤的作用。

10. 其他

如红花油、松节油、舒筋活络药水等均可应用。

第七节　龟息按摩的补泻

补虚泻实是中医按摩治疗的基本法则。按摩的补泻，是通过医者手法作用力的大小、速度的快慢以及方向的不同等给机体一定的刺激，激发机体整体与局部的调控功能，从而达到扶正祛邪的目的。古人在长期的医疗实践中，在按摩的补泻应用方面积累了丰富的经验。临床实践证实，按摩对促进机体功能确实有很大的作用。按摩治疗虽无直接补泻物质进入体内，但传统按摩学的经验告诉我们：通过由轻重、缓急、顺逆、上下、左右、刚柔等不同因素组合的手法动力作用的刺激，凡是能产生发汗、散寒、退热、祛邪、软坚化结、破瘀、通便、催吐、排毒、消肿及抑制、分解作用的即泻法，而产生扶正、壮阳、益气、活血、生血、温中暖胃、健脾、降逆、止呕、平喘、强身健体、生津滋养、止泻及兴奋、合成作用的则为补法。形成补泻效应的作用因素主要有以下几方面。

一、轻重补泻

就一般规律而言，轻手法为补，重手法为泻。

作用时间较短的重刺激，可抑制脏器的生理功能，谓之"泻"；作用时间较长的轻刺激可活跃兴奋脏器生理功能，谓之"补"。

在临床治疗时，对于脾胃虚弱的患者，在脾俞、胃俞、中脘、气海等穴用轻柔的一指禅推法进行较长时间的节律性刺激，可取得较好的效果；胃肠痉挛引起的剧烈腹痛在背部相应的腧穴，用点、按等手法作较短时间的重刺激，痉挛即可缓解；胆绞痛患者在背部肝俞、胆俞作较短时间的重刺激，即可使胆绞痛缓解。对高血压的治疗也是如此，对于由肝阳上亢而致的高血压，可在颈项部（桥弓穴）用推、按、拿等手法，作由轻而重的刺激，以起到平肝潜阳的作用而降低血压；对于痰湿内阻而致的高血压，则可在腹部及背部脾俞、肾俞，用推、摩等手法，作较长时间的轻刺激，以健脾化湿，从而使血压降低，等等。大量的临床实践说明了轻手法为补、重手法为泻这个规律。

按摩对软组织损伤治疗的补泻作用，既可以加强局部血液循环，改变相应软组织的系统功能，提高该组织的痛阈，起到补的作用，又能促进局部水肿、血肿的吸收，使扭伤错位等恢复正常，从而消除软组织疾患的致病因素，起到泻的治疗作用。可见按摩对软组织的补泻作用是同时存在的，两者相互促进，从而起到较好的治疗作用。一般来说，凡是刺激时间较长，作用部位较浅的轻手法，对肌细胞有兴奋作用，偏重于补；凡刺激时间较短，作用部位较深的重手法，对肌肉组织有抑制作用，偏重于泻。

从神经生理学的观点来看，缓和、轻微的连续刺激有兴奋周围神经的作用，但对中枢神经有抑制作用。急速、较重且时间较短的刺激可兴奋中枢神经，抑制周围神经。当中枢神经处于抑制状态时，副交感神经处于兴奋状态；当中枢神经处于兴奋状态时，交感神经处于兴奋状态。这进一步说明轻手法为补、重手法为泻。在按摩治疗中，医者也常根据这一生理特性，针对不同疾病的不同病理变化，采取相应的治疗措施。如对于哮喘患者，取定喘、风门、肺俞、肩中俞等穴，开始用较轻柔的一指禅推法、按法，使周围组织兴奋性增强，既提高了传入神经的传导功能，又提高了周围软组织对手法的适应性，以后手法逐渐加重，使中枢神经兴奋性提高，周围神经兴奋性抑制，交感神经兴奋性增加，支气管平滑肌舒张，症状得以缓解。

在临床运用时，除遵守上述轻补重泻的经验外，更要因人、因病、因征灵活施法。因重手法的刺激量大，从量变到质变的时间短，机体对此反应快，因而治疗效果明显，但此手法易耗气、伤精、损及经脉；轻手法刺激量轻，从质变到量变时间长，相对来说机体对此作出反应所需的时间也长，因而手法作用后产生效果就慢。然而，对正虚邪实的患者选用轻而逆经操作的手法可避免重手法的弊端，也同样可以起到泻实的作用。而对于需补的患者，选用重而顺经操作的手法同样可以起到补虚的作用。

二、方向补泻

手法方向与补泻的关系，历代文献有较多记载，按摩临床主要是遵循经络迎随补泻与按摩特定穴方向补泻的原则来施术。如《幼科推拿秘书》中云："自龟尾擦上七节骨为补……必自上七节骨擦下龟尾为泄。""左转补兮，右转泻。""肾水一纹是后溪，推下为补上为清。"

虽然历代文献大部分记载小儿按摩，但在临床按摩也常用于成人。按摩实践证明，按摩治疗小儿腹泻配合推上七节骨有明显的止泻作用，大便秘结配合推下七节骨则有明显的通便作用，即推上为补，推下为泻。在摩腹时，手法操作的方向和在治疗部位移动的方向均为顺时针方向，有明显的泻下通便作用。若手法操作的方向和在治疗部位的移动方向均为逆时针，则可使胃肠的消化功能明显加强，起到健脾和胃、固肠止泻的作用，即逆摩为补，顺摩为泻。在按摩治疗小儿脱肛时，对于气虚而致的脱肛在大肠穴由指尖推向虎口有明显的补气升提作用，而对于实热导致的脱肛从虎口推向指尖则有明显的清理肠腑积热之效，即向心为补，离心为泻，由外向里为补，由里向外为泻。

这些按摩手法的方向补泻的方法和针灸补泻的方法是一致的。《针灸传真》中云："指针无疏于金针，金针补泻，不外上下迎随。指针补泻，亦不外上下迎随。金针之进退补泻法，则为指针之进退补泻法。不过金针之刺入也深，指针之按下也浅。……针芒有向上向下之分，指头也有向上向下之别；针头有左右搓转之殊，指头也有左右推掐之异；行针有提插捣臼之法，用指亦有起落紧缓之势。知用针之诀者，即知用指之诀矣。"

但是，按摩方向补泻也有其独特的地方，如《幼科铁镜》中云："于指正面旋推为补，直推指甲为泻。"

这里的旋推无左右之分，直推则指从指端螺纹面由指尖向指根推。虽然这些补泻的方法和一般的方向补泻规律不同，但在临床上作为一种特殊的补泻方法还在应用。

三、频率补泻

在按摩补泻中，一定的速度是施术部位得气、产生热量、发生传递并维持其效果的基本条件，也是手法作用于机体，产生机体反应，以达到调整阴阳、补虚泻实作用的基本条件。《厘正按摩要术》中说："急摩为泻，缓摩为补。"

手法徐缓，频率低，幅度小，则刺激量小，适合于病程长、病情缓、体质弱的患者，有疏通气血、扶正补虚的作用；手法疾快、频率高、幅度大，适合于病势急迫、病情重、体质强壮的患者，有开窍醒脑、活血化瘀、消肿止痛等作用。如频率高的一指禅推法（缠法）常用于治疗痈肿、疮疖等外科疾病，有活血消肿、托毒排脓的作用，即泻的作用；而一般频率的一指禅推法，常用于治疗脏腑虚损类疾病，有补的作用。

四、时间补泻

施术时，持续操作时间的长短，是控制补泻效应的重要因素。一般经验是重而操作时短的手法为泻，轻而操作时间较长的手法为补。

当然，在临床治疗时，并不是单凭以上某一个因素就可以达到补泻目的的，而是需要配合应用，在一般情况下，凡用力轻浅、操作柔和、频率舒缓、顺着经络行走方向加力（腹部为逆时针方向施术），并持续时间较长的操作手法为补法，对人体有兴奋、激发与强壮作用；反之，凡用力深重、操作刚猛、频率稍快、逆着经络行走方向加力（在腹部为顺时针方向施术），并持续时间较短的操作手法为泻法，对人体有抑制、镇静和祛邪作用。此外，强度、频率与操作时间适中，在经脉上来回往复操作（在腹部先顺后逆方向等量施术）的手法为平补平泻法，又谓和法，有平衡阴阳，调和气虚、脏腑的功效。但是，必须明确有关手法的补泻作用的调控方法，还要遵循辨证施治的原则，在临床上灵活应用。如补法又可分缓补与急补两种：急补时，手法较重，顺经刺激经穴；缓补时，手法轻缓，时间较长，循经操作。泻法也有急泻与缓泻之分：急泻时，逆经深掐，用力较重；缓泻时，逆经施法，用力较轻。

第八节　龟息按摩的使用注意及禁忌

龟息按摩在临床使用中，对很多疾病都有良好的治疗效果，但有时个别患者也会出现一些异常现象或不良反应。所以，按摩医师在临床操作过程中必须注意如下几个问题，并严格掌握按摩的禁忌症。

一、医者须知

1. 事先解释

按摩医师态度要和蔼、严肃，谈吐文雅且富有同情心，对初次接受按摩治疗和精神紧张的患者，应作好解释工作。治疗前应先与患者讲解在手法治疗过程中的注意事项，以及有可能出现的某些现象或反应，争取患者的信任和配合，消除患者的精神紧张及不必要的顾虑或疑惧心理。对病情比较严重或神经衰弱者应进行解说和安慰，使患者有恢复健康的信心。

2. 集中精力

在手法操作过程中，按摩医师要集中精力，避免闲谈、说笑，不可漫不经心。在保持按摩诊疗室清洁安静的环境下，按摩医师还要全神贯注，做到手随意动，功从手出，同时还要密切观察患者对手法的反应（如面部表情的变化、肌肉的紧张度以及对被动运动的抵抗程度等），询问患者的自我感觉，根据具体情况随时调整手法刺激的方法与强度，避免增加患者的痛苦和不必要的人为损伤。

3. 体位舒适

手法操作要选择适当的体位，对患者而言，宜选择肌肉放松、呼吸自由，既能维持较长时间，又有利于按摩医师手法操作的体位。对医者来说，宜选择一个有利于手法操作、力量发挥的体位，同时也要做到意到、身到、手到，步法随手法相应变化，保持整个操作过程中身体各部动作的协调一致。

4. 手法准确

首先，按摩医师应准确掌握每一手法的动作要领，严格按照规范化的动作结构进行操作；其次，在治疗过程中具体运用什么手法，应根据疾病的性质、病变的部位而定。如对关节运动障碍者，应用被动运动类手法，一定要在正常的生理活动范围内和患者能够忍受的情况下进行，最终使手法刺激准确地传导到相应的组织结构和层次，直达病处，起到相应的治疗作用。按摩手法种类繁多，但是每一个临床按摩医师掌握和习惯使用的手法不一定很多，手法宜精不宜滥，贵专不贵多。

5. 善用左手

左、右两手均能规范、熟练、灵活地操作，是专业按摩医师的一项基本功。强调"善用左手"是针对部分按摩医师（特别是初学者）习惯单独用"有力"之右手进行操作而言的。按摩中，部分手法可以单手操作、独立完成，而部分手法则要求按摩医师必须左、右两手相互配合，动作准确、协调，所以左手操作水平的高低直接影响着手法技术的发挥。此外，善用左手，便于手法操作，医者左、右两手可交替操作、放松，避免单侧肢体因长时间操作而引起的疲劳不适、慢性劳损等。临床应用手法时，应两手交替应用，不可只偏重于一手。

6. 力量适当

手法操作必须具备一定的力量，达到一定的刺激阈值，才能激发人体的应答机能，获得良好的治疗效果。力量太过或不及均会影响疗效，故按摩医师在施用手法时，必须根据患者的体质、病症、部位等不同情况而灵活地增减，施加适当的力量。如新病、剧痛宜轻柔，久病、痿麻宜深重。力量过大甚或施用蛮力、暴力，有可能加重患者的痛苦或造成医源性损伤，亦不利于按摩医师自身的健康；力量不及则不会产生良好的治疗作用。

7. 治疗有序

手法操作有一定的顺序，一般为头面—肩背—上肢—胸腹—腰骶—下肢，自上而下，先左后右（或男左女右，即男性患者先操作左侧后操作右侧，女性患者则反之），从前到后，由浅入深，循序渐进，并可依具体病情适当调整。局部治疗，则按手法的主次进行。手法强度的控制要遵循先轻渐重、由重转轻、最后结束手法的原则。

8. 时间灵活

手法操作时间的长短对疗效有一定的影响。时间过短，往往达不到疗效；时间过长，局部组织有可能产生医源性损伤，或令患者疲劳。所以，操作的时间，要根据患者的病情、体质、病变部位、所应用手法的特点等因素灵活确定。每次治疗一般以10~20分钟为宜，对内科、妇科疾病可适当增加。

9. 操作卫生

按摩医师应注意保持个人卫生及工作环境的卫生，经常修剪指甲，手上不得佩戴戒指及其他装饰品，以免擦伤患者的皮肤和影响治疗。按摩前后均应洗手，防止交叉感染。天气寒冷时，要注意双手的保暖，以免冷手触及皮肤时引起患者的不适或肌肉紧张。

二、禁忌症

按摩的应用范围很广，内科、外科、妇科、儿科、骨伤科、五官科等多种病症均可采用，而且对某些病症具有很好的疗效，甚至胜过针药。但是按摩的临床运用也有一定的局限性，存在着不适宜施用按摩或施用按摩有一定危险性等情况，即按摩的禁忌症或慎用病症。

1. 各种急性传染性（如肝炎等）、感染性疾病，不宜按摩治疗，以免延误病情。

2. 诊断不明确的急性脊柱损伤或伴有脊髓损伤症状的病症，使用按摩有可能加重脊髓损伤的程度。

3. 恶性肿瘤，一般不宜按摩治疗。

4. 结核病（如腰椎结核、髋关节结核等）、化脓性疾病（如化脓性关节炎等）所引起的运动器官病症，不宜按摩治疗，以免加重病情。

5. 血液病或出血倾向的病症，如血友病、恶性贫血、紫癜等，按摩有可能导致局部组织内出血，应慎用按摩治疗。脑出血，应在出血停止2周后再行按摩治疗。

6. 有皮肤破损（如烫伤、烧伤）、皮肤病（湿疹、癣、疱疹、脓肿）等，患处暂不行按摩治疗，以免引起局部感染。

7. 严重心、脑、肺、肾等器质性疾患，禁止单独使用按摩治疗。

8. 妇女在妊娠期、月经期，其腰骶部和腹部不宜按摩，也不宜在四肢感应较强的穴位采取强刺激按摩，其他部位需要按摩治疗，也应以轻柔舒适手法为宜，以免出现流产或出血过多现象。

9. 患者在剧烈运动后、饥饿或极度劳累时，以及体质极度虚弱时，亦不宜作按摩治疗，以免发生晕厥现象。

第九节　按摩医师的自护

　　按摩医师的自护是指按摩医师在日常的按摩临床工作中必须注意的自我身心调护，以保护与促进按摩医师的身心健康，预防各种职业性损伤或疾病，使之适应繁重的临床按摩工作，并提高按摩疗效。按摩医师的临床按摩，除一般医务工作者的脑力和体力劳动外，在手法的操作治疗过程中还要付出更大的心力与体能。实践证明，优秀的按摩临床工作者，不但能规范、准确地掌握各项按摩的医疗技能，而且还特别重视自我保护，故历代的按摩大家多健康长寿，年至古稀仍功力不退，精力充沛；反之，轻则肢体关节损伤、劳损，重则可伤及脏腑。所以，鉴于按摩的职业特点，按摩医师必须在力量、肢体、精神、气息等方面进行自我调护。

一、力量自护

　　当前仍有一种倾向，认为按摩治病只要有力气就行，甚至认为力量越大效果越好。对于按摩的这种认识，在理论上是片面的，在实践中更是有害的，是不懂按摩的一种表现。按摩医师手法有力是手法操作的必备条件之一，但有力并不是单纯指力量大，而是指手法在操作过程中必须具有一定的力度和功力。按摩治病主要是靠手法技术的运用，按摩疗效并非单纯与按摩医师所施用手法力量的大小、操作时间的长短呈正相关。长期过量不当用力则不利于按摩医师的身体健康。所以，按摩医师应该注意以下几点。

　　1. 自我练功

　　按摩医师平时应注意自我练功，使自己具有较强健的身体素质和一定的功力，即通过特定功法的锻炼，在提高自身绝对肌力的同时重点发展与培养耐力，从而手法操作能持久、柔和而渗透，同时又有助于恢复在按摩过程中消耗的体能，缓解疲劳，以改善其职业性久立、久坐、腕部超负荷运动及持续性弯腰等不良姿势所造成的气血运行偏颇状态，维护按摩医师的身体健康。

2. 准确掌握各种按摩的原理

按摩是一种技巧，是一种高级的人体运动形态。专业按摩医师应悉心揣摩、研究每一种按摩技术的动作要领，全面理解手法技术的力学原理，准确掌握每一种手法的动作结构，巧妙运用各项省力原则，使手法技巧与力量的运用完美地结合在一起，灵活施加恰当的手法力，减少按摩医师自身体能的消耗。

3. 发力勿泄，量力而行

按摩医师对形体高大、强壮的患者施术时，若自觉力量不济，有些按摩可不必勉强为之，如扳法、背法，切勿施用暴力、蛮力，强拉硬扳。可灵活选用其他手法，如用肘按法替代指按法，既能使按摩医师尽量较少消耗能量，又能达到让患者得到足够刺激量的目的。反之，如果一味加重手法的力度，既过度消耗、浪费按摩医师自身的体能，又易引起肌肉紧张、僵硬，使动作生硬而不协调，增加了关节、韧带发生损伤的可能性。

总之，按摩医师在临床实际工作中，用力的基本原则是应用技巧与各项省力原理，使用最小的力，做最大的功；消耗最少的体能，取得尽可能大的功效，既保证身体健康，又取得良好的治疗效果，避免不良反应的产生。

二、肢体自护

肢体自护是按摩医师自我保护的一项基本功，只有自护到位才能避免或减少劳损。

1. 运用规范化的按摩动作

中医传统按摩十分强调按摩动作结构的规范性，这是因为各种规范化按摩的肢体动作具有各自的运动学和动力学特点，完全符合正确的人体运动生物力学原理，不但对人体产生具有特定动力形式的作用力，准确地发挥出各自的治疗作用，而且对预防专业工作者自身的职业性损伤（手指变形、腰椎疾病）具有重要意义。

2. 采取正确的身体姿势

按摩医师在操作过程中，应采取正确的身体姿势，以利于按摩操作的进行和力量的发挥。例如，要含胸拔背收腹，不要挺胸凸肚，亦不要耸肩塌背，站立时两足呈丁字步或弓箭步，这样可使身体进退自如、转侧灵活，保证操作过程中身体各部动作协调一致。

3. 技术娴熟，双手操作

高水平的按摩医师，左右手均能娴熟地进行操作。只有在这种状态下，医者的双手才能交替放松，以适应长时间、繁重的临床工作，防止某一侧肢体的过度劳损。

三、精神自护

精神自护是按摩医师自我调护的一个重要方面，主要涉及按摩医师的医德修养、意念活动等。能在大量而繁重的临床工作中始终保持心平气和、精神集中，且具有较强的心理上的耐疲劳性，是按摩医师身心健康的一个重要表现。

1. 心态平和，精神内守

按摩医师在临床操作过程中，不能左顾右盼、心浮气躁、心不在焉，而是要特别注重与强调意念的主导与内控作用，要精神内守、集中精力、全神贯注、心境平和、意念专注、以意领气、以气发力。某些按摩操作如一指禅推法要求医者进入"禅"境；缠法又有"心劲功"之说，即达到"手随心转，法从手出"的高度境界，方能使按摩产生所谓的"内劲"，而发挥最佳的治疗功效。

2. 医德高尚

按摩医师必须具备精湛的业务素质与高尚的医德修养和职业道德，临诊时要仪表端庄，谈吐文雅，举止大方，对工作精益求精，以吃苦耐劳、坚忍不拔与高度负责的敬业精神，全心全意为患者服务。

按摩医师只有以如此高尚的精神境界和高超的意念内控技能，面对日常繁重的临床工作，才能心态平和、精神愉悦、精力充沛，保持一生的身心健康。反之，若怕苦怕累，视工作为负担，久之则产生心理压力，而逐渐产生心理学上所谓的"工作应激"状态下的各种心理与生理症状，如焦虑、紧张、急躁、精神体力易出现疲劳感、工作效率降低、情感压抑、血压增高、肠胃失调、头痛、肌肉酸痛紧张、失眠，甚至忧郁。

四、气息自护

按摩医师应在日常的临床工作中，合理地用气、运气与调整呼吸，如在某些特定的操作环节，巧妙应用"憋气""闭气"等调整气息的技法，不但有助于按摩操作，而且也有利于身体健康。但是，如使用不当，或一味滥用，则可产生严重的副作用。故气息自护也是医者自我保护的重要环节。

"憋气"是在较深或深吸气后，声门紧闭，腹肌和呼气肌用力收缩，使胸廓向内压缩，胸膜腔内压加大而肺内气体又无法呼出的一种特殊的呼吸方法，俗称"鼓劲"。

"闭气"是在吸气过程中随人体所处状态的需要及时关闭声门而停止呼吸的动作。实验证明，憋气与闭气可反射性地引起肌肉力量加大。有时是为了给肌肉收缩提供巩固的支撑，譬如为肩带或髋带肌群创造有效的收缩条件。故在对体格硕大、腰肌又高度痉挛的患者运用腰椎旋转扳法、后伸扳法等，在瞬间发力扳动时，可用此技巧增力。并且，此项技术通过合理的运动训练可提高心肺功能。

但是，憋气毕竟是人体主观地控制呼吸，勉强大力憋气，会导致静脉回心血流量少，心排血量降低，心肌负担骤增，心脏和大脑出现暂时性缺血，严重者可能发生晕厥。因此，一定不要稍事用力就憋气，切勿经常憋气，硬压呼吸，否则旷日持久，将对心肺健康不利。轻则产生头晕、耳鸣、眼冒火星、胸闷、胸痛等不适感，重则咯血、晕厥，久则心肺功能受损。

综上所述，按摩医师在临床工作中，既要注意力量、耐力、柔韧性、灵活性等身体素质锻炼和按摩操作技能的专门化训练，又要加强心理素质的培养，保持充沛的精力和强健的体魄，使按摩技术得到充分的发挥，为长期的按摩临床工作创造条件。

第二章 基本手法

　　龟息按摩手法与中医其他功的按摩手法有着相同和不同之处。相同之处在于它们都是以中医脏腑为理论基础，运用推、拿、按、摩、揉、捏、点、拍等基本手法。不同之处是龟息按摩的手法更加轻柔舒适、均匀柔和，但热度高，透力强，能够直达脏腑，见效快、适应性强、安全性高。龟息按摩手法大多是基本手法的复合手法或变形手法，要勤加练习，熟能生巧，巧能生变。

第一节　推法

　　【概述】用拇指、手掌、拳面以及肘尖紧贴治疗部位，运用适当的压力，进行单方向的直线移动的手法称为推法。用指称指推法，用掌称掌推法，用拳称拳推法，用肘称肘推法。

　　【动作要领】肩及上肢放松，着力部位要紧贴体表的治疗部位。操作向下的压力要适中、均匀。压力过重，易引起皮肤折叠而破损。用力深沉平稳，呈直线移动，不可歪斜。推进的速度宜缓慢均匀，每分钟50次左右。临床应用时，常在施术部位涂抹少许介质，使皮肤有一定的润滑度，利于手法操作，防止皮肤破损。

　　【作用】疏通经络、理筋整复、活血散瘀、行气止痛、调和气血。

【适用部位】 一般拇指平推法适用于肩背部、胸腹部、腰臀部及四肢部。掌推法适用于面积较大的部位，如腰背部、胸腹部及大腿部等。拳推法刺激较强，适用于腰背部及四肢部的劳损、宿伤及风湿痹痛而感觉较为迟钝的患者。肘推法刺激最强，但与龟息推法的特点相违背，故不应用。

【临床应用】 推法临床应用广泛，主要用于全身经络、穴位及各种线状与点状部位的治疗，对临床各科疾病的治疗均有应用价值，主要用于高血压、头痛、头晕、失眠、胸闷、胁胀、烦躁易怒、腹胀、便秘、食积、腰腿痛、腰背部僵硬、风湿痹痛、感觉迟钝、软组织损伤、局部肿痛等病症。推法操作方式与擦法有相似之外，都为直线运动，但平推法是单方向移动，对体表压力较大，推进速度也缓慢，不要求局部发热，其意在于推动气血运行。凡经络阻滞、气血郁结及脏腑功能失调都可应用推法作为主治手法。

【按语】 龟息按摩中，推法是最基本的手法，着力点接触面小，压强大，渗透力强，操作缠绵，动作细腻，柔和渗透，刚柔相济，强调以柔和为贵。

第二节　拿法

【概述】 用拇指与其余手指相对用力，对治疗部位进行捏提或捏揉，称为拿法，有"捏而提起谓之拿"的说法。拇指与食、中指合力的拿法为三指拿法，拇指与其余四指合力的拿法为五指拿法。拿法临床极为常用，可单手操作，亦可双手同时操作。

【动作要领】 虎口张开，以单手或双手的拇指指腹与其他手指指腹对捏在治疗部位，肘、腕关节适度放松，用拇指和其余手指逐渐合力捏紧治疗部位的同时，前臂用力上提，将施术部位肌肉连同皮肤、皮下组织一起向上提起，再逐渐放开，如此一松一紧连续不断地提捏，也可边提捏边移动，使手法刺激逐步扩展。

在操作过程中，应注意：

（1）拿法中含有捏、提并略有揉的动作，其中以捏法为基础，其余二法为辅助，宜将三者有机地结合在一起进行操作。

（2）拿法的力量远较捏法要大，刺激强度也较高，容易引起疼痛感。操作时不能以指端部位捏提肌肤，而应以指腹着力于肌肤捏提。

（3）拇指与其余手指合力提捏要对称、柔和，动作要连贯均匀而有节奏性。

（4）将腕关节放松，拿取的部位要准，指端要相对用力提拿，带有揉捏动作，用力由轻到重，再由重到轻，不可突然用力。

【作用】 疏通经络、解表发汗、镇静止痛、开窍提神、缓解痉挛。

【适用部位】 主要用于颈项部、肩背部及四肢部。

【临床应用】 拿法刺激强而舒适，手法力可渗透到肌肉深层，是放松类手法的典型代表，常与其他手法配合应用，治疗头痛、项强、四肢关节肌肉酸痛等症。临床应用时，拿后需配合揉摩，以缓解刺激引起的不适之感。注意拿捏时间不要过长，次数不宜过多。

【按语】 龟息按摩中，拿法的力度要比传统中医手法轻柔，力道是随着治疗的深入逐步有所增加。

第三节　按法

【概述】用指、掌部分着力，由轻到重地逐渐用力按压在被按摩的部位或穴位上，停留一段时间，大约30秒后，再由重到轻地缓缓放松。在临床上有指按法和掌按法之分。按法亦可与其他手法结合，如果与压法结合则为按压法。若与揉法结合，则为按揉法。具体分为指按法和掌按法。

【动作要领】

（1）指按法：以拇指指腹着力于治疗部位，余四指张开，置于相应位置以支撑助力，拇指主动用力，做和治疗部位呈垂直方向的按压。按压的力量从小到大，逐渐增强，待按压力渗透到肌肉深部后再逐渐减轻压力，然后再重复上述按压过程，使按压动作既平稳又有节奏性。

（2）掌按法：以单手或双手掌面着力于治疗部位，用肘部、肩部或躯干发力。肘部发力较轻、肩部发力中等，躯干部发力主要用上半身重量，发力最重。按压方式及节律同指按法，用拇指指面或以指端按压体表的一种手法，称为指按法。当单手指力不足时，可用另一手拇指重叠辅以按压。在临床上按法常与揉法结合使用。

在操作过程中，应注意：

（1）压力宜由轻到重，稳而持续，使刺激充分达到肌体组织的深部。

（2）按压的用力方向要与受力面相垂直。

（3）手法操作要按照"轻—重—轻"的节奏进行。

（4）指按法刺激性较强，常在按后施以揉法，有"按一揉三"之说，即重按一下，轻揉三下，形成有规律的按后予揉的连续手法操作，一般多用头面部。

（5）切忌以突发迅猛的暴力按压，以免造成软组织损伤或引起剧烈疼痛，导致局部保护性肌肉紧张，手法力量反而不易渗透到组织深部。

（6）手法操作前要明确患者的骨质情况，以避免造成骨折。

【作用】 舒筋活络、放松肌肉、消除疲劳、活血止痛、整形复位。

【适用部位】 全身各部经穴。掌按法主要适用于腰背部、腹部等体表面积大又较为平坦的部位。

【临床应用】 手法刺激而舒适，主要用于腰背筋膜炎、颈椎病、肩周炎、腰椎间盘突出症等疼痛性疾患以及风寒感冒、高血压、糖尿病、偏瘫等多种病症。

第四节　摩法

【概述】 医者用食、中、无名指指面或大鱼际肌腹或手掌面，着力于一定治疗部位，通过肩关节在前外方向的小幅度环转，使着力面在治疗部位做有节奏的环形平移摩擦的手法，称摩法。其中依据着力面，可分为"指摩法""鱼际摩法"与"掌摩法"。

【操作要领】

（1）预备姿势：医者取坐位，沉肩，垂肘，前臂旋前，掌面朝下。掌摩时，腕略屈以全掌按放在治疗部位。指摩时，屈腕约160°，手掌抬起，四指并拢以其指面着力，为四指摩；或以食、中、无名指指面着力，称三指摩。鱼际摩时，四指自然伸开，腕略屈，拇指与第1掌骨内收，以隆起之大鱼际肌肌腹着力。

（2）动作姿势：操作时，肩关节在上臂前屈、外展各30°～45°位下，连续完成前屈—外展—后伸—内收—再前伸的小幅环转，同时肘关节亦随之做由伸到屈再伸的协同动作，带动前臂与着力面在治疗部位上沿圆形轨迹做顺时针方向的旋摩运转（顺摩），做逆时针方向摩动（逆摩）时，肩臂的环转方向相反。周而复始，频率应平稳适中。

【动作要领】

（1）肩关节放松，肘关节自然屈曲，以上肢自身重力作为预应力按放在治疗部位。

（2）指摩时，腕关节略屈并保持一定的紧张度，适合在面积较小的部位操作。掌摩法适宜在面积较大的部位施用，以全掌贴压在治疗部位。各式摩法在做圆周摩转时，要求在四周均匀着力，不能一边重一边轻。

（3）操作时，仅与皮肤表面发生摩擦，不宜带动皮下组织，这是摩法与揉法的主要区别。一般操作频率为100～120周/分，指摩法动作轻快，而掌摩法宜稍重缓。《圣济总录》曰："摩法，不宜急，不宜缓，不宜轻，不宜重，以中和之义施之。"

（4）摩法的操作频率和运动方向，决定手法的补泻作用，例如急摩为泻、缓摩为补，顺摩为泻、逆摩为补，可供临床参考。

【作用】 和中理气、消积导滞、调节肠胃蠕动、活血散瘀和镇静、解痉、止痛等。

【适用部位】 主要适用于胸腹部、背腰部体表面积大又较为平坦的部位。

【临床应用】 主要用于脘腹胀满、消化不良、泄泻、便秘、咳喘、胸胁胀痛、月经不调、痛经、遗精、阳痿、早泄、外伤肿痛等病症。

第五节　揉法

【概述】以指、掌、掌根、小鱼际、四指近侧指间关节背侧突起、前臂尺侧肌群或肘尖为着力点，在治疗部位带动受术皮肤一起做轻柔缓和的回旋动作，使皮下组织层之间产生内摩擦的手法被称为揉法。其中，根据着力部位的不同，可以分为中指揉法、拇指揉法、掌揉法、掌根揉法、小鱼际揉法、膊揉法、肘揉法、拳揉法等。

【操作要领】

（1）预备姿势：医者可取坐位或站位，沉肩，垂肘，以中指端、拇指端、掌、掌根、小鱼际、前臂尺侧腕屈肌群的肌腹、肘尖部，或手握空拳以四指近侧指间关节背侧突起部着力，按压在治疗部位。

（2）动作姿势：在肩、肘、前臂与腕关节的协同下，做小幅度的环旋转动，并带动旋术处的皮肤一起旋转回环，使之与内层的组织之间产生轻柔缓和的内摩擦。

（3）膊揉法，以前臂尺侧肌肉丰厚处着力，手握空拳或自然伸直，通过肩关节小幅环转发力，并借助上身前倾时的自身重力作用，在治疗部位回旋运动，并带动该处皮肤及皮下组织一起运动。

【动作要领】

（1）掌揉法：以大小鱼际或掌根部着力，手腕放松，以腕关节连同前臂做小幅度的回旋活动。压力轻柔，揉动频率一般为120～150次/分。

（2）指揉法：以拇指或中指面或食、中、无名指指面着力。按在穴位或一定部位上，做轻柔环转活动。

（3）揉捏法：为揉和捏的综合动作。操作时四指指腹和拇指或掌根着力，拇指外展，其余四指并拢，紧贴于皮肤上做环转的揉捏动作，边揉捏边做螺旋形向前推进。

（4）揉摩法：为揉法与摩法结合的动作，常用掌揉摩，揉结合摩可加大作用范围，摩加揉法可增加力度。多用于腹胸部。

【作用】疏经通络、宁心安神、行气活血、健脾和胃和消肿止痛。

【适用部位】主要适用于胸腰部、胸肋部、头面部、腰背部及四肢部，尤其多用于全身穴位，常配合按法按揉穴位。

【临床应用】常用于胃痛、便秘、泄泻、癃闭、头痛、软组织损伤、颈椎病、骨折术后康复、小儿斜颈、小儿遗尿、近视等多种病症，亦可用于保健。

【按语】手揉法操作时整个动作贵在柔和，揉转的幅度要由小而大，用力应先轻渐重。术手要吸定在操作部位上带动着力处皮肤一起回旋运动，不能在皮肤表面摩擦或滑动。

第六节　捏法

【概述】用拇指和其他手指指腹在治疗部位相对用力合捏，做一松一紧有节律性的捏挤，称为捏法。拇指与食、中指合捏为三指捏法，拇指与其余四指合捏为五指捏法。捏法可单手操作，亦可双手同时操作，捏法有二指捏、三指捏和五指捏。

【动作要领】

（1）捏动时以腕关节用力为主，指关节作连续不断、灵活轻巧的挤捏，双手同时操作要协调。

（2）用力均匀柔和，速度可快可慢，快者100~120次/分，慢者30~60次/分。

【操作要领】

（1）用拇指和食指、中指相对，挟提皮肤，双手交替捻动，向前推进。

（2）手呈握空拳状，用食指中节和拇指指腹相对，挟提皮肤，双手交替捻动，向前推进。（啄捏法：以双手微握，无名指与小指握向掌心，虎口向上，食指自然微弯。用拇指与中指指腹相对用力，一张一合，反复、持续、快速地捏拿皮肤）

【作用】 舒筋通络、整复错缝、健脾消积和保健防病。

【适用部位】 多用于脊椎部、背部膀胱经、督脉。

【临床应用】 常用于治疗食欲缺乏、消化不良、腹泻、失眠及小儿疳积等症。

【按语】 在做捏法时，指腹着力，拇指与其余四指对称用力。指捏软组织时，指骨间关节尽量伸直，以增加手法的接触面积。边挤捏边沿肢体纵轴方向移动。

第七节　点法

【概述】 以屈曲的指间关节突起部分为施力点，按压于某一治疗点上，称为点法。它由按法演化而成，属于按法的范畴。点法具有力点集中、刺激性强等特点，有拇指端点法、屈拇指点法和屈食指点法三种。

【动作要领】

（1）拇指端点法：手握空拳，拇指伸直并紧靠于食指中节，露出拇指端，以拇指端着力于治疗部位，前臂与拇指主动用力，使拇指端持续垂直点压治疗部位。亦可采用拇指按法的手法形态、用拇指端进行持续点压。

（2）屈拇指点法：半握拳，屈拇指，拇指端抵于食指中节桡侧缘以助力，以拇指指间关节桡侧着力于治疗部位或穴位上，前臂与拇指主动用力，使拇指指间关节桡侧持续垂直点压治疗部位。

（3）屈食指点法：食指指间关节屈曲，其他手指相握，食指指端顶在拇指指腹上。以食指第一指间关节背侧突起部着力于治疗部位，前臂与食指主动用力，使着力部持续垂直点压治疗部位。

在操作过程中，应注意：

（1）取穴宜准，用力宜稳。点法有"指针"之称，准确取穴是关键，平稳加力，直至"得气"，再持续刺激达到应有的治疗效果。

（2）点法开始时不可施猛力或蛮力，结束时也要逐渐减力，不可突然撤力。突然发力或突然收力，都会给患者造成更大的不适和痛苦。

（3）点法刺激性强，点后宜用揉法缓解。点后揉法可避免和缓解可能出现的瘀斑及点法所施部位的不适之感。

（4）对年老体弱、久病虚衰的患者慎用点法，心功能不全者忌用点法。

（5）点法与压法的区别点主要在于压法的着力面积较大，而点法着力面积较小。

【作用】行气活血、开通闭塞、消肿止痛和调节脏腑。

【适用部位】全身各部位，尤适用于四肢远端小关节的压痛点。拇指指端点法适于全身各部穴位，屈指点法主要用于四肢关节缝隙处。

【临床应用】点法主要用于各种疼痛及感觉麻木迟钝的病症，其疗效一般情况下优于按法和压法。对一般手法不易深入的关节骨缝处操作尤为方便。点法对一些临床常见病效果非常好。

胃痛：点脾俞、胃俞。

腹痛：点足三里、上巨虚。

头痛：点鱼腰、头维、百会、太阳、风池。

牙痛：点合谷、下关、颊车。

落枕：点天宗、落枕穴。

腰腿痛：点肾俞、气海俞、大肠俞、关元俞、八髎、环跳、承扶、委中、阳陵泉、承山。

第八节　擦法

【概述】　用手掌紧贴皮肤，稍用力下压并作上下向或左右向直线往返摩擦，使之产生一定的热量，称为擦法，有掌擦法、鱼际擦法和侧擦法三种。

【动作要领】

（1）上肢放松，腕关节自然伸直，用全掌或大鱼际或小鱼际为着力点，作用于治疗部位，以上臂的主动运动，带动手做上下向或左右向的直线往返摩擦移动，不得歪斜，更不能以身体的起伏摆动去带动手的运动。

（2）摩擦时往返距离要拉得长，而且动作要连续不断，如拉锯状，不能有间歇停顿。如果往返距离太短，容易擦破皮肤；当动作有间歇停顿，就会影响到热能的产生和渗透，从而影响治疗效果。

（3）压力要均匀而适中，以摩擦时不使皮肤起皱褶为宜。

（4）施法时不能操之过急，呼吸要调匀，千万莫屏气，以伤气机。

（5）擦法产生的热量应以透热为度，不可擦破皮肤。为保护皮肤，常配合使用冬青膏、红花油等介质，既有助于产热来提高疗效，又可防止擦破皮肤。

（6）擦法操作时医者不可屏息，动作要连续、均匀、稳定、有节奏，频率为100～120次/分。

【作用】 健脾和胃、温阳益气、温肾壮阳、祛风活血、消瘀止痛。

【适用部位】

（1）掌擦法主要用于胸腹、胁肋部。

（2）鱼际擦法主要用于四肢，尤以上肢为多用。

（3）侧擦法主要用于背部、腰骶部。

【临床应用】 主要用于呼吸系统、消化系统及运动系统疾病，如咳嗽、气喘、胸闷、慢性胃炎、消化不良、不孕、阳痿、四肢伤筋、风湿痹痛等病症。

第九节　搓法

【概述】 用两手掌面挟住肢体的一定部位，相对称用力做方向相反的来回快速搓揉或作顺时针回环搓揉，称为搓法。

【动作要领】

（1）搓动时双手动作幅度要均等，用力要对称。

（2）搓揉时频率可快，但在体表移动要缓慢。

（3）双手挟持肢体时力量要适中，挟持过重，搓不动，挟持过轻，搓不到位。

【作用】 疏经通络、调和气血、松弛组织、缓解痉挛、加速疲劳消除、提高肌肉工作能力等。

【适用部位】 主要用于四肢、胸肋、肩部、背、腰、骶髂部及下肢后侧等部位。

【临床应用】 该手法松解肌筋作用较好，常作为辅助治疗或结束手法应用，常用于肢体酸痛、关节活动不利及胸胁迸伤等病症。

第十节　振法

【概述】 以指或掌做垂直于体表的快速震颤，称为振法。操作时，手掌或手指轻置于患者体表，不可用力按压。振法分为掌振法和指振法两种。

【动作要领】 以掌面或食、中指螺纹面着力于施术部位或穴位上，注意力集中于掌部或指部。掌、指及前臂部静止性用力，产生较快速的振动波，使受术部位或穴位有被振动感，或有时有温热感。振动是垂直的，不可横向抖动。振动要持续，不可时断时续，保持在3分钟以上。

在操作过程中，应注意：

（1）掌指部与前臂部须静止性用力，以指掌部自然压力为度，不施加额外压力。所谓静止性用力，是将手部与前臂肌肉绷紧，但不做主动运动。但有的振法操作，在手部和前臂肌肉绷紧的基础上，手臂做主动运动，可以使作用时间持久。

（2）注意力要高度集中在掌指部，自古有"意到气到""意气相随"之说。

（3）应有较高的振动频率，以掌指部做振动源，手臂部的静止性用力，容易使其产生不自主的极细微的振动运动，这种振动频率较高，波幅较小。如作主动运动操作，则振动频率就会相对较低、波幅较大，但操作时间可以延长。

（4）操作后医者感到身体倦怠，疲乏无力，要注意掌握好操作时间，不可过久运用。平时应坚持练功或运动，以增强身心素质。

（5）振法以温补为主，以通调为辅，多用于阳虚气弱之证。

【作用】 温经止痛、活血消肿、宽胸理气和温阳补虚等功效。

【适用部位】 指振法接触面小，振力集中，适用于全身各部腧穴。

掌振法接触面大，振力相对分散，适用于头顶部、胃脘部、小腹部。

【临床应用】用于胃下垂、胃脘痛、头痛、失眠、咳嗽、气喘、形寒肢冷、腰痛、痛经、月经不调等病症。

第十一节　抖法

【概述】握住患者的四肢做小幅度定向抖动，称为抖法。分抖上肢、抖下肢和抖腰三种。抖动的部位不同，其频率也有所不同。

【动作要领】

（1）抖上肢。患者坐位或卧位，上肢放松。医者双手分别握住其腕部，缓缓牵引其上肢至其抬起到前外方 60° 左右，然后两前臂主动用力做小幅度的连续上下抖动，使抖动所产生的抖动波似波浪般地传递到肩部，或医者用一手扶其肩部，另一手以握手方式握其手，做连续不断的小幅度的上下或左右抖动。

（2）抖下肢。患者仰卧位，下肢放松。医者站其足端，用双手握住其足踝部，缓缓牵引并抬起下肢离开床面约 30 厘米左右，然后双上肢同时主动用力，做连续的小幅度上下抖动，也可让患者俯卧位，方法同仰卧位，抖动幅度可稍大些。两下肢可同时操作，亦可单侧操作。

（3）抖腰。患者俯卧位，两手抓住床头或由助手协助固定其两腋部。医者用两手握住其两足踝部，两臂伸直，身体后仰，用力牵引其腰部，使其腹部离开床面；待其适应牵引并且腰部放松后，在牵引状态下，医者上身稍前倾，腰背腹部蓄力，协同双上肢用力牵拉并上下抖动；紧接着借助牵抖惯性，连续做几次较大幅度的抖动，使腰部在抖动力作用下产生较大幅度的波浪状运动。

在抖动过程中，应注意：

（1）被抖动的肢体要完全放松，自然伸直，不能对抗用力，抖动所产生的抖动波应由肢体远端传向近端。

（2）一般上肢抖动幅度小，频率稍快，约 250次/分；下肢俯卧位抖动幅度可稍大，频率宜慢，约 100 次/分。

（3）抖腰法属于复合手法，以拔伸牵引和较大幅度的抖动相结合，要掌握好发力时机，医者腰背腹部要蓄力，上肢借助惯性抖动。

（4）患者有习惯性肩、肘、腕关节脱位者禁用。

（5）腰部疼痛较重、活动受限、肌肉不能放松者禁用。

【作用】和中温阳、养血安神、消积导滞、温经止痛等。

【适用部位】 主要用于四肢、胸肋、肩部、背、腰、骶髂部及下肢后侧等部位。

【临床应用】 该手法使肌肉关节在抖动中得以松解，常用于肩周炎、颈椎病、髋部伤筋、疲劳性四肢酸痛、腰骶部疼痛等疾病。

第十二节　摇法

【概述】 使骨与关节在其生理范围内做被动环转运动，称为摇法，包括颈部摇法、腰部摇法和关节摇法等。

【动作要领】

（1）颈部摇法：患者坐位，颈项部中立位放松。医者立于其背后或侧后方，以一手扶按其枕后部，另一手托扶其下颌骨，两手做相反方向协调用力环转摇动头颈，使头颈部分别做顺时针和逆时针方向的环转摇动的被动运动。可反复摇转数圈，顺时针、逆时针摇动无先后顺序，摇动圈数尽可能相同。

对颈椎活动不利者，可用掌托颈部摇法。患者端坐，颈项部中立位放松。医者马步微蹲于其背后或侧后方，两手虎口张开，用一手拇指、虎口、食指桡侧缘托扶固定其颈枕部及耳后乳突，另一手用手掌托扶其下颌骨，两臂及上半身躯干共同协调用力向上托起头颈，同时两腿用力起身以助上托之力，使头颈处于拔伸状态下，再进行头颈部环转摇动的被动运动，此法摇动速度要慢。

（2）肩关节摇法：可分为托肘摇肩法、握腕摇肩法、拉手摇肩法。

◎托肘摇肩法：患者坐位。医者立于其侧方，用一手握其肩关节上方以固定，另一手托握肘部，使其前臂搭放于医者前臂上，上肢主动用力，使其肩关节做环转摇动的被动运动。

本法也可卧位操作：患者仰卧位。医者立于床边，用一手握其肘部，另一手握其腕或手，上肢主动用力，使其肩关节做环转摇动的被动运动。

◎握腕摇肩法：患者坐位。医者立于其后侧方，以一手扶按其肩部以固定，另一手握腕部，使其上肢外展，做肩关节环转摇动的被动运动。

◎拉手摇肩法：患者坐位。医者立于其侧方，嘱患者握住医者的手，医者上肢主动用力，做环转摇动运动，以此带动患者上肢运动，使其肩关节做环转摇动的被动运动，如果摇动中患者疼痛不能忍受时，则会自行松开医者的手而终止运动。

（3）肘关节摇法：患者坐位。医者以一手托住其肘后部，另一手握住其腕部、上肢。主动用力，使患者做肘关节环转摇动的被动运动。

（4）腕关节摇法：分为插指摇腕法、拔伸摇腕法。

◎插指摇腕法：患者坐位。医者一手握其腕关节上部，另一手与其五指交叉扣握，通过腕关节的灵活摇转带动其做腕关节环转摇动的被动运动。

◎拔伸摇腕法：患者坐位，掌心朝下。医者双手合握其大小鱼际，用两手食指托住其腕掌部，两手拇指分按于腕背侧，余指端扣于大小鱼际部。两手臂协调用力，在稍牵引情况下做腕关节环转摇动的被动运动。

（5）指关节摇法：患者坐位，掌心朝下。医者一手握住其手掌，另一手用拇指和食指指间关节部捏住其末节指端，做环转摇动的被动运动。

（6）腰部摇法：包括仰卧位摇腰法、俯卧位摇腰法、坐位摇腰法和站位摇腰法。

◎仰卧位摇腰法：患者仰卧位，两下肢并拢，屈髋屈膝。医者双手分别扶按其双膝部，或用一手和前臂同时扶按其双膝前下部，另一手同时扶按其足踝部，两臂及身体协调用力，以使其双膝做环转摇动的被动运动，从而带动腰部摇动。摇动范围要大，速度要慢。

◎俯卧位摇腰法：患者俯卧位，两下肢伸直。医者一手按压其腰部，另一手及前臂托抱住其双下肢膝关节上方，向上用力抬起下肢使其腰部后伸，手臂及身体协调用力，做腰部环转摇动的被动运动，摇动速度要慢。

（7）髋关节摇法：患者仰卧位，下肢伸直放松。医者立于床边，一手扶按其屈曲的膝部，另一手握其踝关节上方部，两手同时用力，先使其屈膝屈髋至90°左右，然后两手臂协调用力，以髋关节为活动轴心，做髋关节环转摇动的被动运动。

（8）膝关节摇法：患者俯卧位，下肢伸直放松。医者立于床边，一手扶按其腘窝上缘以固定，另一手握住其足跟或足踝部，以膝关节为活动轴心，做膝关节环转摇动的被动运动。本法亦可在仰卧位操作，即患者仰卧位，两腿伸直、放松，医者以一手扶其膝部，另一手握其足踝部，先使被摇下肢屈髋屈膝，以膝关节为活动轴心，做膝关节环转摇动的被动运动。

（9）踝关节摇法：患者仰卧位，下肢自然伸直。医者一手托握其足踝部以固定，另一手握其足趾掌部，两手协调用力，做踝关节的环转摇动的被动运动。本法亦可在俯卧位操作，即患者俯卧位，被操作下肢屈膝约

90°，医者一手扶握其足踝以固定，另一手握其足趾掌部，两手协调施力，做踝关节环转摇动的被动运动。本法较仰卧位时的踝关节摇法容易操作，且摇转幅度较大。

在操作过程中，应注意：

（1）摇转的幅度要由小到大逐渐增加，最大范围控制在人体关节的生理活动范围内。

（2）摇转的速度宜缓慢，尤其是在开始操作时要缓缓摇动，待患者适应后可逐渐增快并匀速摇动。

（3）摇动时先顺时针方向或先逆时针方向均可，且一般情况下顺时针和逆时针方向摇动圈数相同。

（4）操作中要注意固定或稳定被摇关节的近端，除被摇的关节运动外，其他部位应尽量保持稳定。

（5）摇法操作时用力要协调，要根据关节的病变程度及患者关节运动对病变组织的刺激程度适当用力。任何粗暴的动作及违反生理的关节运动都是绝对禁止的。

（6）对习惯性关节脱位、椎动脉型颈椎病、颈部外伤、颈椎骨折等疾病禁止使用患处关节摇法。

【作用】 舒筋活络、滑利关节和松解粘连，改善关节运动功能等。

【适用部位】 主要用于四肢关节、颈项、腰部等。

【临床应用】 该手法通过被动环转摇动关节，伸展挛缩。主要适用于各种软组织损伤性疾病及运动功能障碍性疾病，如肩关节周围炎、颈椎病、腰椎间盘突出症及各关节酸困疼痛、外伤术后关节功能障碍等病症。

治疗篇

第三章 伤科疾病

第一节 颈椎病

颈椎病，又称颈椎综合征，是常见病、多发病，多见于 30～60 岁的人，男性多于女性。本病是由颈椎间盘退行性改变、颈椎骨质增生以及颈部损伤等原因引起脊柱内、外平衡失调，刺激或压迫颈神经根、椎动脉、脊髓或交感神经而形成的一组综合征，属中医学"项筋急""项肩痛""眩晕"等范畴。其临床表现轻者头、颈、肩臂麻木疼痛，重者肢体酸软无力，甚至大小便失禁、瘫痪。病变累及椎动脉及交感神经时则可出现头晕、心慌等相应的临床表现。落枕也可参照本章节治疗。

【病因病机】颈椎病是一种颈椎退行性疾病，颈椎间盘退变是本病的内因，各种急慢性颈部外伤是导致本病的外因。由于长期从事低头伏案工作，椎间盘发生退变导致关节囊和韧带松弛，椎骨间滑移活动增大，影响了脊柱的稳定性，久之产生骨赘增生、韧带钙化，直接和间接地刺激或压迫颈神经根、椎动脉、交感神经、脊髓而使颈椎病发作。

（1）内因。在一般情况下颈椎间盘从成熟以后开始退变，退变从软骨板开始并逐渐骨化，通透性随之降低，髓核中的水分逐渐减少，最终形成纤维化，缩小变硬成为一个纤维软骨性实体，进而导致椎间盘变薄，椎间隙变窄。由于椎间隙变窄，前、后纵韧带松弛，椎体失稳，后关节囊松弛，关节腔变小，关节面易发生磨损而导致增生。以上因素使颈段的脊柱稳定性下降，椎体失稳，故椎体前后形成代偿性骨质增生。总之，椎体后关节、钩椎关节等部位的骨质增生以及椎间孔变窄或椎管前后径变窄是造成脊髓、颈神经根、椎动脉及交感神经受压迫的主要病理基础。

（2）外因。颈椎的急性外伤或慢性劳损是引起颈椎病的外因。由于跌、仆、扭、闪或长期从事低头伏案工作，如会计、缝纫、刺绣、打字等工作均可使颈椎间盘、椎体后关节、钩椎关节、颈椎周围各韧带及其附近软组织不同程度地损伤，从而破坏了颈椎的稳定性，促使颈椎发生代偿性骨质增生。若增生物刺激或压迫邻近的神经、血管和软组织就会出现各种症状。此外，颈项部受寒，肌肉痉挛，使局部缺血缺氧，也可引起临床症状或诱发各型颈椎病。

【临床表现】

（1）神经根型颈椎病。肩背或颈枕部呈阵发性或持续性的隐痛或剧痛。受刺激或压迫的颈脊神经其走行方向有烧灼样或刀割样疼痛，伴针刺样或过电样麻感。当颈部活动、腹压增高时，上述症状会加重。颈部活动有不同程度受限或发硬、发僵，或颈呈痛性斜颈畸形。患侧上肢发沉、无力，握力减弱或持物坠落。在病变节段间隙、棘突旁及其神经分布区可出现压痛。颈椎生理前凸减少或消失，脊柱侧凸。颈部肌肉张力增高，局部有条索状或结节状反应物。椎间孔挤压试验呈阳性，臂丛神经牵拉试验呈阳性。

（2）脊髓型颈椎病。四肢麻木、酸胀、有烧灼感、僵硬无力。头痛、头昏、大小便改变（如排尿、排便障碍，排便无力或便秘等）。重者活动不便、走路不稳甚至出现瘫痪。肢体张力增高，肌力减弱。低头1分钟后症状加重。肱二头肌肌腱、肱三头肌肌腱及膝、跟腱反射亢进，同时还可出现髌阵挛和踝阵挛。腹壁反射和提睾反射减弱，霍夫曼征和巴宾斯基征呈阳性。

（3）椎动脉型颈椎病。每当头部处于过伸位或转向某一方位时，即出现位置性眩晕、恶心、呕吐、耳鸣、耳聋等。猝然摔倒，摔倒时神志多半清楚。病变节段横突部压痛。颈椎旋转到一定的方位即出现眩晕，改变位置时，症状即可消失。

（4）交感神经型颈椎病。头痛或偏头痛，头沉或头晕，枕部或颈后痛。心跳加快或缓慢，心前区或有疼痛。肢体发凉、局部皮温降低，肢体遇冷时有刺痒感，继而出现红肿、疼痛加重，也有指端发红、发热、疼痛或痛觉过敏，或有耳鸣、耳聋等症状。

（5）混合型颈椎病。指出现上述两型或两型以上症状者。

【辅助检查】 X线检查可见与临床表现和检查一致的椎体后缘、钩椎关节侧方或后关节部骨质增生；CT（电子计算机断层扫描）或MRI（核磁共振）显示脊髓受压变形；椎动脉造影或MRA（磁共振血管造影），可见椎动脉扭曲、畸形。

【治疗方法】

（1）治疗原则：舒筋活血，解痉止痛，整复错位。

（2）处方：以按法、揉法、拿法、拔伸法、搓拿法、揉擦法等手法在风池、风府、肩井、天宗、曲池、手三里、小海、合谷等穴位和颈肩背及一侧上肢部位治疗。

（3）按摩操作：

◎患者取坐位，医者立于其后，用拇指指腹与中指指腹同时按揉风池穴1分钟，从风池穴起至颈根部，用拇指指腹与食、中指指腹对称用力拿捏颈项两旁的软组织由上而下操作5分钟左右。随后用滚法放松患者颈肩部、上背部及上肢的肌肉5分钟左右。

◎然后做颈项部拿法，医者两前臂尺侧放于患者两侧肩部并向下用力，双手拇指顶按在风池穴上方，其余四指及手掌托住下颌部，嘱患者身体下沉，医者双手向上用力，前臂与手同时向相反方向用力，把颈牵开，边牵引边使头颈部前屈、后伸及左右旋转。

◎提拿患者两侧肩井并拿揉患肢，以肱二头肌和肱三头肌为主，用多指横拨腋下臂丛神经分支，使患者手指有串麻感为宜。

◎牵抖患侧上肢 2～3 次，最后拍打肩背部和上肢，使患者有轻快感为宜。

【按语】

（1）龟息按摩对治疗本病疗效确切且不易复发。

（2）手法宜轻巧，切忌暴力。

（3）疼痛较重，不敢转动或脊髓型颈椎病者，应颈围制动或卧床休息。

（4）加强功能锻炼，纠正不良习惯。

（5）注意睡眠姿势及枕头高低。

（6）避免长期伏案工作，注意患处保暖。

第二节　腰痛

腰痛，又称"腰脊痛"，以自觉腰部疼痛为主症。腰痛的病因非常复杂，临床上常见于西医学的腰部软组织损伤、肌肉风湿、腰椎病变、椎间盘病变及部分内脏病变等。

【病因病机】　中医学认为，腰痛主要与感受外邪、跌仆损伤和劳欲太过等因素有关。感受风寒或坐卧湿地，长期从事较重的体力劳动，或腰部闪挫撞击伤未完全恢复，均可导致腰部经络气血阻滞，不通则痛。素体禀赋不足，或年老精血亏衰，或房劳过度，损伤肾气，"腰为肾之府"，腰部脉络失于温煦、濡养，可致腰痛。从经脉循行上看，主要归足太阳膀胱经、督脉、带脉和肾经，故腰脊部经脉、经筋、脉络的不通和失荣是腰痛的主要病机。

【临床表现】

（1）疼痛：有刺痛、胀痛或牵扯样痛等，疼痛常牵连臀部及下肢疼痛。急性腰扭伤会出现咳嗽或深呼吸时疼痛加重。

（2）强迫体位：患者为了缓解疼痛，可出现强迫体位，或以手托腰，不能坐立。

（3）局部肿胀损伤部位较表浅时，可见皮下肿胀或瘀血斑。

（4）活动受限：腰不能挺直，俯仰转侧均受限，甚至不能翻身起床、站立或行走。

（5）脊柱侧弯：疼痛引起不对称性的肌肉痉挛，可改变脊柱正常的生理曲线，多数表现为不同程度的脊柱侧弯畸形，一般是脊柱向患侧侧弯。疼痛和肌肉痉挛解除后，此种畸形可自行消失。

（6）肌肉痉挛：多数患者有单侧或双侧腰部肌肉痉挛，多发生在骶棘肌、腰背筋膜等处。这是疼痛刺激引起的一种保护性反应，站立或弯腰时加重。

（7）局部压痛：多有局限性压痛，压痛点固定，与受伤组织部位一致。棘上韧带损伤处可有条索状剥离或有明显钝痛感。局部有时稍隆起，左右拨动时有紧缩感，并感到有纤维束在棘突上滑动。

（8）根据损伤部位不同，直腿抬高试验、骨盆旋转试验、"4"字试验、骨盆分离和挤压试验、床边试验、髋后伸试验、足跟叩击试验等可有部分阳性。

【辅助检查】 腰椎X线检查及 CT、超声，女性患者的妇科相关检查有助于本病的诊断。

【治疗方法】

（1）治疗原则：舒筋通络，活血散瘀，消肿止痛。

（2）处方：以推法、按法、揉法、点压法、抖法、擦法等手法在肾俞、命门、腰阳关、大肠俞、环跳、委中等穴位及腰臀部治疗。

（3）按摩操作：

◎患者取俯卧位，自然放松。医者站于一侧，用推、揉等轻柔手法在局部施术3~5分钟。

◎医者用拇指点压等稍重刺激手法依次点压肾俞、腰阳关、志室、大肠俞、环跳及阿是穴，在点压穴位时应加以按揉或弹拨，以患者产生酸、麻、胀感觉为度。

◎以按摩揉捏法自上而下施术 3~5遍，最后直擦腰部两侧膀胱经，横擦腰骶部，以透热为度。

【按语】

（1）龟息按摩对治疗腰痛效果显著，特别是顽固性腰痛。

（2）在日常生活和工作中，注意保持姿势正确，并经常变换体位，勿过度疲劳。

（3）宜睡硬板床，同时配合牵引及其他治疗，如湿热敷、熏洗等。

（4）加强腰背肌肉锻炼，注意局部保暖。

第三节　肩关节周围炎

肩关节周围炎是指肩关节及其周围的肌腱、韧带、腱鞘、滑囊等软组织的急、慢性损伤或退行性改变，产生无菌性炎症，从而引起肩部疼痛和功能障碍为主症的一种疾病。肩关节周围炎又名"五十肩""冻结肩""漏肩风""肩凝症""肩痹"等，本病多见于体力劳动者，女性略多于男性。

【病因病机】

（1）外伤劳损。肩关节是人体活动范围最广泛的关节，其关节囊较松弛，跨越肩关节的肌腱、韧带较多，且大多是细长的肌腱。维持肩关节稳定，多数依靠其周围的肌肉、肌腱和韧带的力量，正常人的肌腱是十分坚强的，但一方面由于肌腱本身的血供较差，随着年龄的增长，常有退行性改变；另一方面由于肩关节在日常生活和劳动中，活动比较频繁，肩部软组织经常受到上肢重力和肩关节大范围运动的牵拉、扭转，容易引起损伤和劳损。损伤后，软组织的充血、水肿、渗出、增厚等炎性改变如得不到有效治疗，久之则可造成肩关节软组织粘连，甚至肌腱钙化，导致肩关节活动功能障碍。

（2）风、寒、湿三邪入侵。本病的发生与风、寒、湿三邪的侵袭有关。《素问·痹论》中载："风寒湿三气杂至，合而为痹也。"在日常生活中，患者因久居湿地，风雨露宿或贪凉夜寐露肩当风，以致风寒湿外邪入侵，客于血脉筋肉，血受寒则凝，肩部经络不通，脉络拘急，引起肌肉、筋骨、关节疼痛，湿邪滞留于关节，湿性重浊黏滞，使气血运行迟涩，易使肩部诸筋粘连，这是导致关节活动功能障碍的主要原因。

（3）肝肾亏虚，气血不足。人到50岁左右，肝肾精气开始衰退，气血不足，血脉周流运行迟涩，不能濡养筋骨，筋脉失其所养，血虚生痛，日久，营卫失调，筋脉拘急而不用。

【临床表现】

（1）主要症状是肩部疼痛，尤以夜间为甚，初期可感肩部酸痛，疼痛可急性发作，多数呈慢性进展，常因天气变化和劳累后诱发。开始疼痛多为阵发性，后期逐渐发展成持续性疼痛，并渐行加重，夜不能寐。肩部受牵拉或碰撞后，可引起剧烈疼痛。病程日久患者疼痛感反而逐渐减轻。病程后期主要表现为肩关节功能障碍，肩关节各方面活动功能明显受限。早期功能障碍多由疼痛所致，后期功能障碍则由肩关节广泛粘连所致，尤以外展、内旋及后伸功能受限为甚。特别是当肩关节外展时，出现典型的"扛肩"现象。梳头、穿衣等动作均难以完成。严重时肘关节功能也受限，屈肘时手不能摸对侧肩部。日久，则可发生上臂肌群不同程度的实用性萎缩。

（2）肩关节周围可找到相应的压痛点，主要在肩前、肩髃、秉风、肩贞、天宗、曲池等处，常有不同程度的压痛。肩关节功能主动活动及被动活动均受限，尤以上臂的外展、内旋及后伸功能受限明显。

【辅助检查】 X线检查后期可出现骨质疏松，冈上肌腱钙化，大结节处有密度增高的阴影，关节间隙变窄或增宽等现象。MRI或CT检查对于评价肩袖及其他肩周软组织病变很有价值。

【治疗方法】

（1）治疗原则：初期疏通经络，活血止痛；后期松解粘连，滑利关节，促进关节功能恢复。

（2）处方：推、拿揉肩前部、三角肌部及肩后部，点压、弹拨肩井、秉风、天宗、肩前、肩贞、肩髃各穴，摇肩关节，抖上肢，搓揉上肢。

（3）按摩操作：初期疼痛剧烈，宜采用轻柔手法在局部治疗，如拿揉、点压、弹拨等，改善局部血液循环，以加速渗出物的吸收，促进病变组织的修复，对后期患者或感觉迟钝者，治疗以改善肩关节功能为主。

可用较重手法，如扳法、摇法、抖法等，并着重配合肩关节内收、外展、后伸及内旋的扳动，以松解粘连、滑利关节、促进关节功能的恢复。最后都使用上肢的牵拉提抖，从肩部到前臂反复上下搓动 3～5 遍结束手法，以放松肩臂，从而达到舒筋活血的作用。

【按语】

（1）龟息按摩治疗肩周炎有较好的疗效。但必须明确诊断，排除肩关节结核、肿瘤、骨折等其他疾病，并与颈椎病、内脏病等引起的牵涉痛相区别。

（2）把握按摩治疗时机，病程越短效果越好。特别是针对组织产生

粘连、肌肉萎缩者，疗效更佳，

（3）自主锻炼和被动锻炼是配合龟息按摩治疗、早日恢复肩关节功能不可缺少的环节。必须强调适当进行肩部功能练习，常用的锻炼方法有以下几种。

◎弯腰晃肩：站立位，弯腰伸臂，作肩关节环转运动，幅度由小逐渐到大，动作由慢到快。

◎爬墙：站立位，面对墙壁，用双手或患手沿墙壁缓慢向上爬动，到最大限度，然后向下回到原位，反复进行，每日逐渐加大上升限度。

◎体后拉手：站立位，双手放置于体后侧，由健侧手拉住患侧腕部，渐渐向上向健侧拉动，拉至最大限度，缓慢放下，反复进行。

◎用手练习站立位，肩关节放松，用力运动上肢，使肩关节作被动前屈、后伸、内收、外展运动，运动幅度由小到大，尽量至最大限度。

◎滑轮锻炼：将滑轮固定于高处，一根绳索穿过滑轮。患者站于滑轮下方，两手分别抓住绳索两端，两手轮番拉动，作上下往返拉动，健侧用力加大，以牵拉患肩被动上举活动。

◎高举摸耳：坐或站位，患肢高举过头，翻过头顶尽力摸到对侧耳朵，反复进行。

◎扩胸：站立位，双臂先平举向身体两侧作扩胸锻炼，然后双臂一上一下作上下往返扩胸锻炼，反复进行。

（4）注意肩部保暖，避免寒风直吹，减少负重。

第四节　膝关节退行性病变

膝关节退行性病变又称退行性膝关节炎、增生性膝关节炎、肥大性关节炎、老年性关节炎。膝关节退行性病变是生理上的退化作用和慢性积累性关节磨损所导致的，以膝部关节软骨变性、关节软骨面反应性增生、骨刺形成为主要病理表现。临床上以中老年人发病多见，特别是 50～60 岁年龄段，女性多于男性。

【病因病机】本病的病因目前尚不十分明确，但与年龄、性别、职业、机体代谢及损伤等有密切关系。

（1）膝关节的疼痛多发生于肥胖的中老年妇女，由于超负荷等因素反复刺激而发生膝关节的关节软骨面和相邻软组织的慢性积累性损伤，从而导致膝关节内容物耐受力降低，关节应力集中的部位过度磨损，膝关节腔逐渐变窄，关节腔内容物相互摩擦，产生炎性改变，关节腔内压力增高，应力下降，形成作用于关节的应力和对抗该应力的组织性能失调。

（2）老年人软骨基质中的黏多糖减少，纤维成分增加，使软骨的弹性减低，而易遭受伤害发生退行性改变。另外，由于内分泌系统功能减弱，骨性关节系统随之逐渐衰退，营养关节润滑液分泌减少，各种化学成分也逐渐改变，因此出现骨质疏松，关节软骨面变软变薄，承受机械压力的功能随之减低，加上长期的磨损或外伤，关节软骨面出现反应性软骨增生，经骨化形成骨刺或骨赘。

（3）本病的病理变化，早期因关节软骨积累性损伤导致关节软骨的原纤维变性，而使软骨变薄或消失，引起关节活动时疼痛与受限。在后期，关节囊形成纤维化增厚、滑膜充血肿胀肥厚、软骨呈象牙状骨质增生。同时，膝关节周围组织也因受到刺激而出现先痉挛后萎缩的变化。总之，其病理改变是一种因关节软骨退行性变化引起的以骨质增生为主的病变。

中医学认为，产生本病的原因，一是慢性劳损、受寒或外伤，当人体肌表、关节、经络遭受风寒侵袭或劳损外伤等因素，导致局部气血运行不畅而引起筋骨、关节、肌肉等处酸楚、疼痛、肿胀或屈伸不利；二是年老体衰、肝肾亏虚、气血不濡而致筋骨疲软，步履不便。

【临床表现】 本病的主要临床表现为关节活动时伴有疼痛和摩擦音，上下楼、晨起或起立时疼痛明显加重；膝关节活动受限，蹲起跑跳时有不同程度的限制，有跛行，但无强直；关节活动时有弹响摩擦音，部分患者关节肿胀，髌膝处有明显压痛，股四头肌会出现萎缩；偶有患者会出现膝内翻或膝外翻；关节内有游离体时可在行走时突然出现交锁现象，稍活动后又可消失。本病发病缓慢，多见于中老年肥胖女性，患者往往有劳累史。

【辅助检查】 X线检查可见胫骨内外髁增生模糊，胫骨髁间突变窄，呈象牙改变；胫骨关节面模糊，髌骨关节面变窄，髌骨边缘骨质增生及髌韧带变化；实验室检查血、尿常规均正常，红细胞沉降率正常，抗"O"（代谢产物能溶解红细胞）及类风湿因子阴性，关节液为非炎性。

【治疗方法】

（1）治疗原则：舒筋活络，通经止痛，松解粘连，滑利关节。

（2）处方：应用推法、按揉法、弹拨法、摇法等，在内外膝眼、梁丘、血海、阴陵泉、阳陵泉、犊鼻、足三里、委中、承山、太溪及患膝髌周部位进行治疗。

（3）按摩操作：

◎患者取仰卧位，医者应用滚法、按揉法、提拿法作用于其大腿股四头肌及髌骨周围，至局部发热为度，然后医者站在膝外侧，用双手拇指将髌骨向内推挤，力量由轻逐渐加重，之后用单手掌根部按揉髌骨下缘，反复多次，再用膝关节摇法，同时配合膝关节屈伸、内旋、外旋的被动活动。

◎患者取俯卧位，医者施滚法于其大腿后侧、腘窝及小腿一侧约5分钟，最后在膝关节周围擦热结束。

【按语】

（1）膝关节退行性病变属于常见病、多发病，且复发率高，龟息按摩对治疗本病，在止痛、消肿、改善膝关节功能等方面，效果良好。

（2）膝关节肿痛严重者应卧床休息，主动做膝关节屈伸运动，以改善膝关节的活动范围及增加股四头肌力量锻炼。

（3）避免超负荷的活动与劳动，以减轻膝关节的负担。

（4）肥胖患者需节制饮食，以减轻膝关节受累程度。

第五节　肘劳

肘劳是以肘部疼痛、关节活动障碍为主症的疾病，俗称 "网球肘"，属于中医学 "伤筋" "痹证" 的范畴，相当于西医学的 "肱骨外上髁炎"（或称 "肱骨外上髁综合征"）。多因前臂旋转用力不当而引起肱骨外上髁桡侧伸肌腱附着处劳损，是常见的肘部慢性损伤。多见于从事旋转前臂、屈伸肘关节和肘部长期受震荡的劳动者。中年人发病率较高，男女之比为3∶1，右侧多于左侧。

【病因病机】

（1）外伤。本病可由急性扭伤或拉伤而引起。前臂作旋前活动时，腕关节同时做背伸、尺偏联动动作，则肱骨外上髁的伸肌群，尤其是桡侧伸腕长短肌的附着处受到大力牵拉可引起损伤。桡侧伸腕肌起点的骨膜撕裂，引起骨膜下充血，形成小血肿，血肿钙化、骨化，从而造成肱骨外上髁骨质增生，形成锐边或小结，使伸腕肌腱受到经常性刺激而发生本病。

（2）劳损。多数患者起病缓慢，一般无明显外伤史。与职业工种有密切关系，好发于网球运动员、打字员、木工、钳工、泥瓦工、矿工等。前臂反复旋前、旋后动作，可由于劳损引起前臂伸肌群联合总腱在肱骨外上髁附着部的牵拉、撕裂伤，使局部出现出血、水肿等损伤性反应。进而在损伤肌腱附近发生粘连，以致纤维变性而引起本病。也可由前臂处于紧张旋前、伸腕活动，使桡侧伸腕长、短伸肌处于紧张状态，牵拉周围软组织引起痉挛，从而挤压肌肉间的血管神经束，引起疼痛。

（3）气血不足。气血虚弱，血不荣筋，肌肉失却温煦，筋骨失于濡养，加之损伤后瘀血留滞，气血运行不畅或陈伤瘀血未去，经络不通导致发病。

【临床表现】

（1）肘关节外侧，肱骨外上髁处局限性疼痛，疼痛为持续性，呈顿痛、酸痛或疲劳痛。早期表现为腕关节背伸时的外上髁疼痛，最终疼痛发展为持续性的，并从外上髁向腕关节延伸。多起病缓慢，其疼痛在进行旋转背伸、提拉、端、推等动作时更为剧烈，如拧衣、扫地、端茶壶、倒水等。同时沿伸腕肌向下放射到前臂外侧。轻者，轻微症状时隐时现，有的经数日或数月自然痊愈。重者，可反复发作，疼痛为持续性，前臂旋转及握物无力，局部可微呈肿胀；严重时握力下降，拧毛巾时疼痛尤甚，是该病的特点之一。

（2）查体可见肱骨外上髁处、环状韧带或肱桡关节间隙处明显压痛，以及沿伸腕肌行走方向广泛压痛。前臂伸肌紧张试验和密耳（Mill）试验呈阳性。

【辅助检查】 X线检查有时可见外上髁粗糙或钙化阴影。

【治疗方法】

（1）治疗原则：舒筋活血，通络止痛。

（2）处方：推、揉、拿、擦肘部及患肢前臂，点、按曲池、手三里、尺泽、少海、合谷等穴，弹拨肘部肌腱，应用回旋伸肘顶推法整复肱桡关节。

（3）按摩操作：

◎用推法、按法、揉法、拿法等手法治疗上述部位，意在放松肘部及患肢前臂肌腱，以舒筋通络。应反复交替操作，不少于5分钟。用拇指点、按曲池、手三里、尺泽、少海、合谷等穴，意在活血止痛，每穴不少于半分钟。

◎点穴法对于体质壮实者，可每次应用，而对于体质虚弱者，可隔日应用。

◎弹拨法，用屈曲的拇指端，弹拨时配合肘关节屈伸及前臂旋后，以患者有桡侧三指麻木感及疼痛减轻为度，反复操作1分钟。

◎回旋伸肘顶推法，对肱桡关节滑膜嵌顿及桡骨小头半脱位有整复操作时，医者一手握持患侧肘部，拇指紧推外上髁，另一手握持患侧桡部屈肘至最大限度，将前臂充分内旋，继而缓慢伸肘，待肘关节将伸直时，在牵拉下迅速外展前臂，使肘关节过伸，同时托肘之手拇指用力向上顶推，再屈肘。

◎对于气血虚弱者宜用擦法，沿肘部及患肢前臂伸腕肌治疗，以透热为度，结束治疗。

【按语】

（1）龟息按摩治疗本病效果良好，一般1次即可见效。

（2）患者不宜从事过多腕力劳动，平时劳作后应注意腕关节的保养和调护，可坚持自我按摩和适当功能锻炼。

（3）局部应注意保暖，防止寒冷刺激。

（4）急性损伤期，按摩治疗刺激不宜过强。

第六节　类风湿关节炎

类风湿关节炎，属于中医"痹证"范畴，是一种以对称性多关节炎为主要临床表现的异质性、系统性、自身免疫性疾病。其特征是持续反复、进行性的关节滑膜炎症、渗液、细胞增殖和血管翳形成，通常以对称性的手、腕、足等小关节病变为多见，可导致关节软骨和骨破坏，继而引起关节强直、畸形而功能丧失；另外本病还有关节外的表现，可累及肺、心、肾、胃肠以及神经、血液系统等。本病呈慢性过程，临床表现多种多样，往往发作和缓解交替，致残率高，属结缔组织疾病。各年龄组均可发病，女性高于男性。

【病因病机】 西医学认为，本病病因尚未完全明确，其发病与环境、细胞、病毒、遗传、性激素和神经精神状态等因素密切相关。本病发生的早期可见滑膜水肿、充血，有单核细胞、淋巴细胞和浆细胞浸润，纤维蛋白渗出，随后滑膜内皮细胞增生、肥厚，滑膜边缘长出的肉芽组织血管翳逐渐延伸并覆盖在关节软骨表面且与之粘连，最后将软骨表面完全覆盖，使软骨不能从滑液吸取营养。另外，这些肉芽组织进一步还释放出蛋白酶等酶，使关节软骨逐渐被水解破坏，最后仅有纤维组织存在。晚期这些肉芽组织纤维化，与两端骨质紧密地相粘连，从而使被破坏的关节形成纤维性关节僵硬，进一步发展可转化为骨性强直。

中医学认为，本病的发生主要是由素体虚弱、正气不足，感受风、寒、湿、热之邪，经络痹阻，气血运行不畅所致。

【临床表现】

（1）症状。早期患者多表现为数周至数月的疲惫无力、胃纳差、周身酸痛、低热及手足关节麻木刺痛等全身症状。随后出现一两个小关节肿胀疼痛，晨起僵硬，呈发作与缓解交替出现状态，每发作一次，病势增剧，随着疾病的发展，逐渐波及其他关节。近侧的指间关节常最先发病，其次为掌指、趾、腕、膝、肘、踝、肩及髋关节等。以后关节附近肌肉僵硬和萎缩日渐明显。后期关节畸形、强直，手指、腕关节被固定在屈位，手指和掌指关节向尺侧偏斜或关节半脱位形成特征性的尺侧偏向畸形，手腕的旋转、屈伸运动受到限制。在足部主要侵袭跖骨、趾骨、跟骨、距骨、足舟骨，主要症状表现为足跟肿胀、疼痛，患者行走困难，后期甚至发生关节畸形、强直或半脱位。

（2）体征：受累关节有红、肿、热、痛等炎症表现；局部压痛和活动痛；受累关节常是呈对称性、多发性的手和掌指关节，近端指骨间关节和腕、膝、踝、肘、趾可依次受累，常继发累及手足的腱鞘和肌腱，致肌肉萎缩；局部淋巴结肿大；交感神经紊乱，出现手掌多汗和手掌红斑；典型畸形表现为腕关节尺偏畸形，手指的鹅颈畸形和眼畸形，握力减弱，足部呈外翻畸形，行走速度减慢等。

【辅助检查】

（1）血象检查。类风湿因子检查阳性；血象有轻至中度贫血，活动期患者血小板可增高；血沉和C反应蛋白（CRP）常升高，并且血象异常程度和疾病的活动度相关。

（2）X线检查。早期软组织肿胀，关节周围骨质脱钙，关节间隙无改变或轻度均匀变窄；中晚期可见关节间隙狭窄加重或间隙消失，甚则关节面相互融合，模糊不清。

（3）MRI及CT检查。对诊断早期类风湿关节炎有帮助。

【治疗方法】

（1）治疗原则：活血通络，滑利关节，舒筋止痛。

（2）处方：揉、拿患侧肢体的前臂至手部、臀部至小腿的内外侧，同时配合各个关节的被动运动。

施用按揉法于肩髃、肩髎、曲池、尺泽、外关、大陵、合谷、内外膝眼、阳陵泉、足三里、三阴交、昆仑、解溪、照海等穴上，擦患者五指，搓抖患肢，推背部膀胱经，捏脊，擦膀胱经及督脉。

（3）按摩操作：

◎患者取仰卧位，医者以揉法、拿法作用于其前臂、手部或足部，主要是使肢体的肌肉放松，以舒筋止痛。被动运动各个关节，可使关节粘连缓解，以滑利关节，避免关节废用加重病情，应交替反复操作，不能少于10分钟。如果患者肌肉较为紧张，应先以揉法使其精神放松，再行滚、拿法。点按肩髃、肩髎、曲池、尺泽、外关、大陵、合谷、内外膝眼、阳陵泉、足三里、三阴交、昆仑、解溪、照海等穴，每个穴位操作1~2分钟。用捻、摇、抖等法活动四肢关节，可松解粘连滑利关节。如活动受限较为明显，可适当延长被动运动各个关节的时间。疼痛、晨僵较重的关节，可加用擦法和热敷，约20分钟。

◎患者取俯卧位，医者以推法推其背部膀胱经第一侧线5~7分钟，以肝俞、胆俞、脾俞、胃俞、肾俞为重点。施用捏脊法于背部，由下往上3~5次，直擦膀胱经及督脉，以透热为度。

【按语】

（1）类风湿关节炎病情缠绵，属于顽痹范畴，龟息按摩效果良好，但也非一时可获效，需坚持按疗程治疗。

（2）患者要注意保暖，避免受寒导致疾病发作。

（3）急性发作期宜卧床休息，缓解期可进行短期休养或轻体力工作。

（4）持之以恒地进行锻炼，防止关节僵硬和畸形。

（5）增加饮食营养，不宜食用寒性食物。

第四章　内科疾病

第一节　哮喘

哮喘是一种以发作性喉中哮鸣、呼吸困难甚则喘息不得平卧为特点的过敏性病症，常见于西医学的支气管哮喘、喘息性支气管炎和阻塞性肺气肿等疾病。"哮"为喉中痰鸣有声，"喘"为气短不足以息，可发生于任何年龄和任何季节，尤以寒冷季节和气候骤变时多发。

【病因病机】　西医学认为，支气管哮喘的病因众多，发病机制十分复杂，属多基因遗传，约 2/3 的支气管哮喘患者有家族遗传病史。先天遗传因素和后天环境因素在支气管哮喘的发病中均起着重要作用。一般认为外源性变应原刺激机体，导致肥大细胞脱颗粒，释放出多种炎症介质，炎症介质使支气管平滑肌痉挛、微血管渗漏、黏膜水肿、分泌增多，致支气管腔狭窄，引起速发性哮喘反应的发生。常见变应原有尘螨、花粉、真菌等。气道炎症是最重要的哮喘发病机制，是导致哮喘患者气道高反应性和气道弥漫性、可逆性阻塞的病理基础。神经因素也是哮喘发病的重要环节。此外，哮喘的发生与呼吸道的病毒感染、服用某些解热镇痛药（如阿司匹林、普萘洛尔）和含碘造影剂、运动过程中的过度换气、胃食管反流、心理因素等也有一定的关系。

中医学认为，本病的发生，乃宿痰内伏于肺，复由外感、饮食、情志、劳倦等诱因引起，后痰阻气道、气道挛急、肺失肃降、肺气上逆所致。哮喘可分为实证（发作期）和虚证（缓解期）两类。实喘为外邪、痰浊等壅阻肺气；虚喘为精气不足、肺肾出纳失常所致。

【临床表现】

（1）症状：反复发作性带有哮鸣音的呼气性呼吸困难是支气管哮喘典型的临床表现，持续数分钟至数小时，可自行或经治疗后缓解，严重的可延续数日至数周或呈反复发作。病程伴有喘息、胸闷或咳嗽等症状。

（2）体征：两肺可闻及哮鸣音，或伴有湿啰音。

（3）中医辨证：

① 发作期（实证）

◎风寒袭肺：喘急胸闷，伴有咳嗽，咯痰稀薄，色白，初起多兼恶寒、头痛、身痛等表证，口不渴，苔薄白，脉浮。

◎风热犯肺：喘促气粗，甚至鼻翼翕动，咳嗽痰黄而黏稠，口渴喜冷饮，胸闷烦躁，汗出，甚则发热面红，舌质红，苔黄，脉浮。

◎痰浊阻肺：气喘咳嗽，痰多而黏，咯出不爽，甚则喉中有痰鸣声，胸中满闷，恶心纳呆，口淡无味，舌苔白腻，脉滑。

② 缓解期（虚证）

◎肺虚：喘促气短，言语无力，咳声低弱，自汗畏风，或咽喉不利，口干面红，舌质偏红，脉软弱。

◎肾虚：喘促日久，呼长吸短，动则喘息更甚，形瘦神疲，气不得续，汗出，肢冷，面青，甚则肢体浮肿，小便不利，心悸不安，舌质淡，脉沉。

【辅助检查】

（1）血象检查：嗜酸性粒细胞增多，并发感染者有白细胞总数及中性粒细胞增多。

（2）胸部X线检查：发作期可见两肺透亮度增加，呈过度充气状态。缓解期多无明显改变。

【治疗方法】

（1）治疗原则：肃肺降气平喘是按摩治疗本病的总原则。实证以祛邪为主，虚证以扶正为主。

（2）处方：以点法、推法、拿法、按法、揉法、擦法等手法，在风池、肩井、桥弓、天突、膻中、大椎、定喘、足三里、丰隆等穴进行治疗。

（3）按摩操作：

◎患者取坐位，医者点按风池穴2分钟，旨在益气祛风通络，从头顶部至枕部用五指拿法，自枕部到颈项部改为三指拿法，重复3～5遍，最后两手交替拿肩井8～10次。

◎患者取仰卧位，医者以推法从天突推至剑突，操作3～5遍，有肃降肺气之效。以指按揉天突、膻中穴，每穴2分钟。横擦前胸部，沿锁骨下缘向下至十二肋，往返2～3遍。

◎患者取俯卧位，医者以指按揉大椎、定喘穴，每穴2分钟。横擦肩背部至腰骶部，往返2～3遍。直擦大椎至腰骶部督脉经部位，以透热为度。

◎患者取仰卧位，医者擦其上肢内外两侧，以透热为度。自肩部拿至腕部，以指按揉足三里、丰隆穴，每穴2分钟，拿双下肢3～5次。

（4）辨证施治：

◎风寒袭肺：直擦背部两侧的足太阳膀胱经，以透热为度；以指按揉肺俞、膈俞穴，每穴2分钟。

◎风热犯肺：直擦背部膀胱经，以温热为度；用三指拿法及按揉颈椎两侧，往返3～5次。

◎痰浊阻肺：横擦左侧背部，以透热为度；按、拿两侧尺泽、内关、足三里、丰隆等穴，每穴1分钟。

◎肺虚：重点横擦前胸上部及背部心俞、肺俞区域，均以透热为度；以轻柔的推法或指按揉法作用于两侧肺俞、脾俞、肾俞穴，每穴1～2分钟。

◎肾虚：直擦背部督脉及横擦腰部肾俞、命门，均以透热为度；以指按揉两侧肾俞、肺俞穴，手法宜轻柔。

◎哮喘发作较重者：用一指禅推法或指按揉法，在两侧定喘、风门、肺俞、肩中俞治疗，每穴操作 1~2 分钟。治疗开始时用轻柔的手法，之后逐渐加重，以患者有明显的酸胀感为度。在哮喘缓解后再进行辨证论治。

【按语】

（1）龟息按摩治疗哮喘有较好的效果，在急性发作期以控制症状为主；在缓解期以扶助正气、提高抗病能力为主。

（2）饮食宜清淡，忌生冷、肥甘、厚味、辛辣之物，戒烟酒。

（3）避免接触刺激性气体及易导致过敏的灰尘、花粉、食物、药物和其他可疑异物，保持心情舒畅，劳逸结合，适当锻炼身体，增强体质。

（4）哮喘发作持续 24 小时以上，易导致严重缺氧、酸碱平衡破坏及电解质紊乱，出现呼吸、循环衰竭，宜采取综合治疗措施。

第二节　胃痛

胃痛，又称"胃脘痛"，常见于西医学的急、慢性胃炎和消化性溃疡、胃痉挛、胃扭转、胃下垂、胃黏膜脱垂症、胃神经官能症等疾病中。

【病因病机】古代文献中的"心痛""心下痛"多指胃痛而言。本病的病位在胃，无论是胃腑本身的原因还是其他脏腑的病变影响到胃腑，均可使胃络不通或胃失濡养而导致胃痛。胃痛多由寒邪客胃、饮食伤胃、肝气犯胃、脾胃虚弱等各种病因引发。其中，实证常因于肝，虚证多涉及脾。但无论何种胃痛，胃气失和、胃络不通、胃失濡养是其基本病机，常由饮食不慎、情志不畅、劳累、受寒等因素而诱发或加重。

【临床表现】 以上腹胃脘部疼痛为主症，常伴有胃脘部痞闷或胀满、恶心呕吐、食欲缺乏、吞酸嘈杂等症状。

（1）脾胃虚寒：胃痛发作较缓，隐隐作痛，喜暖喜按，空腹加重，食后痛减，劳累、受凉、肆食生冷后发作或加重，舌淡、苔白，脉虚弱。

（2）胃阴不足：胃脘灼痛，饥不欲食，咽干口燥，大便干结，舌红少津，脉弦细或细数。

（3）寒邪客胃：胃痛因感受寒邪而暴作，畏寒喜暖，苔薄白，脉弦紧。

（4）食积伤胃：因暴饮暴食而胃脘疼痛，胀满拒按，嗳腐吞酸，或呕吐不消化食物，吐后痛减，苔厚腻，脉滑。

（5）肝气犯胃：胃脘胀满而痛，连及两胁、嗳气反酸，喜叹息，情绪不佳则痛作或痛甚，脉弦无明显虚实变化，脉象无明显细弱。

（6）瘀血停滞：胃脘部刺痛，痛有定处，按之痛甚，舌质紫暗或有瘀点、瘀斑，脉涩不利。

【辅助检查】 上消化道X线钡餐透视或纤维胃镜等检查可见胃、十二指肠黏膜炎症、溃疡等病变。

【治疗方法】

（1）治疗原则：健脾和胃，理气止痛。

（2）处方：在胃脘部中脘、建里、天枢、气海、关元、足三里等穴，以推法、摩法、揉法、按法治疗。在背部膈俞、肝俞、胆俞、脾俞、胃俞、三焦俞等穴，以推法、按法、揉法、擦法治疗。在肩臂及胁部肩井、曲池、手三里、内关、合谷等穴，以推法、拿法、搓法、揉法、按法治疗。

（3）按摩操作：

◎患者取仰卧位，医者坐其右侧，以轻快的推法结合四指摩法在胃脘部治疗，重点按揉中脘、气海、天枢等穴，约8分钟。继之以推法结合按揉法，在足三里穴操作，约2分钟。

◎患者取俯卧位，医者坐其左侧，以推法沿背部膀胱经自膈俞至三焦俞。往返操作 5 ~ 10 遍，然后以较重的按揉法于膈俞、肝俞、脾俞、胃俞、三焦俞穴操作，约5分钟。沿膀胱经循行部位施以擦法，以透热为度。

◎患者取坐位，医者以推法结合拿法、揉法、按法，在肩井、手三里、内关、合谷等穴作较强刺激的操作，然后搓肩臂和两胁，往返 10 ~ 20 遍。

（4）辨证施治：

◎寒邪客胃：以较重的点、按法在脾俞、胃俞、大肠俞、八髎、足三里穴进行治疗，约2分钟；以擦法在左侧背部治疗，以透热为度。

◎饮食伤胃：顺时针方向摩腹，重点在中脘、天枢穴。

◎肝气犯胃：以柔和的推法结合揉法，自天突向下至中脘穴治疗。重点在膻中、气海、关元穴，在气海穴治疗时间可适当延长，然后轻柔地按揉两侧章门、期门穴，约3分钟；以较重的手法按揉背部肝俞、胆俞、膈俞。

◎脾胃虚寒：轻推、擦足三里穴，直擦背部督脉、横擦左侧背部及腰部肾俞、命门穴，以透热为度。自下而上捏脊 3 ~ 5 遍，重点刺激脾俞、胃俞、关元俞。

【按语】

（1）龟息按摩对治疗胃痛疗效显著，往往1次或数次即有明显止痛效果。但慢性胃痛需坚持治疗才能取得较好的长期疗效。

（2）饮食调理、生活规律和精神调节对胃痛的康复具有重要意义。饮食宜定时、定量，勿过饥、过饱，忌食生冷、刺激性食物，力戒烟酒；保持心情舒畅。

（3）胃痛症候有时可与肝胆疾患、胰腺炎、心肌梗死等有相似的临床表现，须注意鉴别，以免延误病情。

（4）对溃疡病出血、胃穿孔等重症胃痛，应及时采取综合治疗措施或转外科治疗。

（5）饮食要按时定量，营养均衡，多食含维生素较多的食物。患者可以坚持自我摩腹，每日早晚各一次，每次 15～20 分钟，有助于慢性胃炎的康复。

第三节　胃下垂

胃下垂，属中医"胃缓""胃下"等范畴，是指胃肌层张力降低及胃周围组织迟缓无力，而使胃小弯弧线在站立位时其最低点下降至髂嵴连线以下，或十二指肠球部向左偏移的一种疾患。本病多见于女性，瘦长无力体型者，且可伴眩晕、乏力、心悸、直立性低血压症状等。

【病因病机】 西医学认为，维持胃在腹腔内的正常位置，主要与三方面因素有关：一是横膈的位置和膈肌的活动力，二是邻近脏器及韧带的固定作用，三是腹内压力，其中特别是腹肌和腹壁脂肪层的结构。体质虚弱、体型瘦长等因素使膈肌悬吊无力，胃膈韧带、胃肝韧带、胃脾韧带和腹肌松弛及腹内压下降而导致胃下垂。

中医学认为，本病主要是先天禀赋不足，加之长期饮食失节，或七情内伤，或劳倦过度，以致脾胃虚弱、中气下陷、升降失常而发病。

【临床表现】

（1）症状：轻度的胃下垂可无明显症状，严重者出现胃肠蠕动和分泌功能降低的症状，如纳呆、厌食、身体消瘦、消化不良、嗳气、便秘与腹泻交替出现。胃下垂患者站立时上腹部凹陷，下腹部膨隆、有坠胀感，尤以进食后加重。同时，可伴有头晕、失眠、乏力、疲倦、心悸气短、腰膝酸软、恶心呕吐、腹部隐痛等症状。

（2）体征：上腹部可扪及强烈的主动脉搏动，下腹部饱满，叩诊呈鼓音，胃内体液滞留，可出现腹部振水声。

【辅助检查】 X线钡餐检查可见立位时胃小弯弧线最低点下降到髂嵴连线以下，十二指肠球部不随胃一起下垂，呈马蹄形，其上角尖锐。十二指肠第三段因肠系膜上动脉压迫而呈十二指肠壅滞。

【治疗方法】

（1）治疗原则：补中益气，健脾和胃，升阳举陷。

（2）处方：以鸠尾、中脘穴为重点，施用推法、按揉法于上腹部操作，循序向下至中腹部及小腹部，以脐周及天枢、气海穴为重点治疗，逆时针方向摩腹，捏脊柱两侧膀胱经，重点在脾胃区；点、揉脾俞、胃俞、肝俞；托法作用于胃部；按法作用于肩胛内下缘。

（3）按摩操作：

◎患者取仰卧位，医者先以轻柔的推法、揉法于其上腹部操作，以鸠尾、中脘穴为重点，然后循序往下至中腹部及小腹部，以脐周围及天枢、气海穴为重点，各穴均以酸胀为度。随后以逆时针方向轻柔摩腹，操作时间易稍长。接着医者四指并拢，以指面和小鱼际托住胃部，由下而上托之。

◎患者取俯卧位，医者捏其脊旁膀胱经脾胃区，并点揉脾俞、胃俞、肝俞穴，以酸胀得气为度。

◎患者取坐位，医者站于患者背后，右手四指并拢，掌心向后上，指尖由左肩胛骨内下缘向斜上方插入肩胛骨与肋骨间 3～6 厘米，同时左手掌顶住患者左肩部，两手呈合拢之势，持续 1～2 分钟，随后缓缓将手收回，插 2～3 次，然后再用同法左手插右肩胛内下缘。

（4）辨证施治：

◎肝气郁结：按揉肝俞、太冲、章门、期门等穴，每穴 1～2 分钟，并擦两胁以微微透热为度。

◎气血不足：直擦背部督脉，横擦左侧背部，均以透热为度；并按揉足三里穴1～2分钟。

【按语】

（1）龟息按摩对治疗本病一般预后良好。

（2）患者治疗期间适当卧床休息，宜少食多餐，忌食生冷、刺激性及不易消化的食物。

（3）规律起居，舒畅情志。

（4）适当进行腹肌锻炼，但不易过度疲劳。

第四节　便秘

便秘是指排便次数减少、粪便量减少、粪便干结、排便费力等，是临床上的常见症状，亦可见于多种急慢性疾病的过程中。主要是由大肠传导功能失常，粪便在肠道内停留时间过久，水分被过量吸收，使粪质干燥、坚硬难排所致。

【病因病机】　西医学认为，便秘的原因较多，按病因可分为器质性和功能性两类。有明确器质性病变者为器质性便秘；无明确器质性病变者，称为功能性便秘。在有便秘史的人群中，功能性便秘约占50%。按发病机制可分为结肠便秘与直肠便秘。前者指食物残渣在结肠中运进过于迟缓而引起的便秘，后者指食物残渣在结肠内运进正常并及时到达直肠，但在直肠滞留过久，发生排便困难而形成便秘。

中医学认为本病总由脏腑功能失调、大肠传导失职所致。

（1）肠胃燥热：素体阳盛，或饮酒过度，或嗜食辛辣，或热病之后，均可导致肠胃燥热津液不足，肠道干涩，大便干结，难于排出。

（2）气机郁滞：忧愁思虑，脾伤气结；抑郁恼怒，肝气郁滞；肺气不足，肃降无力；久坐少动，气机不利。这些均可导致腑气通降失常，大肠传导失司，以致便秘。

（3）气血亏虚：年老体弱，或劳倦内伤，或病后体虚，均可致气血不足。气虚则无力推动，大肠传送无力；血虚则津枯，肠道失于濡润，大便干燥难行，均可导致便秘。

（4）阴寒凝结：年老体衰，阳气不足，或素体阳虚，或久病耗伤阳气，均可导致肠道失温，推动无力，寒自内生，阴寒凝滞而成便秘。

【临床表现】

（1）症状：大便干燥，排出困难，大便次数减少，常数日一行；大便次数正常，但粪质干燥、坚硬，排出困难；大便并不干燥，也有便意，却排出困难，排便不净感。

（2）体征：腹部检查可在左下腹降结肠和乙状结肠部位触及硬实的粪块，无压痛，可移动。直肠指检可发现直肠扩张及填充的粪块，还可发现有无直肠癌、痔疮、肛裂、炎症、狭窄及外来压迫。

（3）中医辨证：

◎肠胃燥热：大便干结，小便短赤，可伴腹胀腹痛、面赤身热、口干口臭、心烦，舌红苔黄或黄燥，脉滑数。

◎气机郁滞：大便秘结，排出困难，或大便不甚干结却欲便不爽，或便不得出，可伴胁腹痞满、腹中胀痛、纳呆食少、肠鸣矢气、嗳气频作，舌苔薄腻，脉弦。

◎气血亏虚：气虚者粪便可不干硬，但排出困难，临厕努挣，便后汗出，可伴气短乏力、神疲肢倦、少气懒言、舌淡苔薄，脉弱；血虚者，大便秘结，可伴面色少华，头晕目眩、心悸、失眠、多梦，唇舌色淡，苔白，脉细。

◎阴寒凝结：大便艰涩，排出困难，小便清长，四肢不温，可伴喜热恶冷、腹中冷痛、腰膝酸冷，舌淡苔白，脉沉迟。

【辅助检查】

（1）胃肠钡餐造影。张力减退性便秘者，可见钡剂到达结肠后运行明显减慢，在左侧结肠内长期停滞，特别显出扩张的直肠壶腹；痉挛性便秘者，可见结肠内钡剂被分成小块，并可见到由于逆蠕动的结果，一度到达降结肠或乙状结肠的钡剂，有时又可逆行到横结肠。

（2）直肠镜、乙状结肠镜及纤维结肠镜检查。可直接诊视肠黏膜状态，必要时可取活组织检查。习惯性便秘者，由于硬粪的滞留和刺激，结肠黏膜特别是直肠黏膜常有不同程度的炎性改变，可见充血、水肿、血管走向模糊不清等；挛缩性便秘者，除炎性改变外，由于肠管的痉挛性收缩，肠镜下可见肠壁向腔内聚拢，肠腔收缩变窄，或推进肠镜困难，同时患者感到腹痛，稍停片刻挛缩即可缓解，肠腔开放，腹痛消失。

【治疗方法】

（1）治疗原则：润肠通便。

（2）处方：点按中脘、天枢、大横穴，顺时针方向摩腹，沿脊柱两侧从肝俞、脾俞到八髎穴往返用推法或揉法，按揉肾俞、大肠俞、八髎、长强等穴。

（3）按摩操作：

◎患者取仰卧位，医者以轻快的一指禅推法推中脘、天枢、大横等穴，每穴约1分钟，顺时针方向摩腹约8分钟。

◎患者取俯卧位，医者以轻快的推法或揉法沿其脊柱两侧从肝俞、脾俞到八髎往返约5分钟；继而以轻柔的按揉法按揉肾俞、大肠俞、八髎、长强等穴，往返2～3遍。

（4）辨证施治：

◎胃肠燥热：横擦八髎，以透热为度；并按揉足三里、大肠俞穴，以酸、胀为度。

◎气机郁滞：按揉中府、云门、膻中、章门、期门、肺俞、肝俞、膈俞等穴，均以酸胀为度，刺激不宜太重；横擦胸上部，以透热为度；斜擦两胁，以微有热感为度。

◎气血亏虚：加横擦胸上部、左侧背部及骶部八髎穴，均以透热为度；并按揉足三里、支沟穴各1分钟。

◎阴寒凝结：横擦肩背部及肾俞、命门、八髎穴，直擦背部督脉，均以透热为度。

【按语】

（1）龟息按摩对治疗便秘效果良好，特别是功能性、习惯性便秘，疗效明显，如果经多次治疗无效，应查明原因。

（2）鼓励患者早晚各顺时针摩腹5分钟，多喝水（晨起时可饮淡盐水），以促进胃肠蠕动。平时多食蔬菜水果，少食辛辣、刺激性食物。

（3）适当户外活动，多做下蹲起立及仰卧屈髋压腹动作，加强腹肌锻炼。

（4）养成定时排便习惯。

第五节　泄泻

泄泻是以大便次数增多、便质清稀甚至水样为主要特征的病症。常可见于急性肠炎、慢性肠炎、肠功能紊乱等疾病中。本病一年四季均可发生，尤以夏秋两季多见。本病在中医古代文献中被称为"洞泄""飧泄""注下"等。

【病因病机】 西医学认为，本病的发生主要是由肠黏膜的炎症引起肠道蠕动亢进和肠黏膜分泌功能旺盛，以及消化与吸收功能障碍，致使肠内容物迅速通过肠管，水分及营养物质不能充分吸收，粪便稀薄，甚至水样，便次频繁。水泻次数多可引起脱水、酸中毒等并发症。

中医学认为，泄泻与下述原因有关。

（1）感受外邪：以湿邪兼夹寒、暑、热邪最为多见。由于脾喜燥恶湿，外来湿邪，最易困阻脾阳，致脾失健运，脾胃升降失司，清浊不分，水食相夹并走大肠而成泄泻。

（2）饮食所伤：饮食不节或过食肥甘，致使宿食内停，窒碍肠胃，影响脾胃之运化；多食生冷，误食不洁之物，则损伤脾胃，致使水谷精微不能输布。因此造成水湿内停，变生污浊而泄泻。

（3）情志失调：素体脾胃虚弱，复因情志影响，忧思恼怒，忧思则伤脾，致使脾胃气机失调；恼怒伤肝，肝气郁结，横逆犯脾，脾伤则运化失常，而成泄泻。

（4）脾肾阳虚：脾阳不振，则运化功能减退，以致水谷停滞，并入大肠，而成泄泻，泄泻日久不愈，损伤肾阳，即"由脾及肾"。肾阳受损又可影响脾阳之不足，致成脾肾阳虚，则泄泻缠绵不止。

【临床表现】

（1）症状：

◎急性腹泻：发病急骤，大便稀薄或夹黏液，日行5～6次或10余次，腹痛如绞，肠鸣辘辘，泻后痛减。

◎慢性腹泻：大便溏薄，完谷不化，有反复发作史。

（2）体征：一般无特殊阳性体征，可有腹部压痛。

（3）中医辨证：

① 急性泄泻

◎湿邪侵袭：发病急骤，大便稀薄或夹黏液，每日数次或10余次，腹痛肠鸣，肢体酸痛，苔白腻或黄腻，脉濡或滑数。

◎伤食：有暴饮暴食或不洁的饮食史。发病突然，脘腹胀痛，泻下粪便臭如败卵，泻后则痛减，嗳腐吞酸，舌苔垢腻，脉滑数。

②慢性泄泻

◎脾胃虚弱：大便时溏时泄，完谷不化，反复发作，稍食油腻，则大便次数增多，食欲缺乏，舌淡苔白，脉缓弱。

◎脾肾阳虚：脐周作痛，肠鸣即泻，泻后痛减，以黎明前泻为其特点，并有腹部畏寒、腰酸肢冷，舌淡苔白，脉沉细。

◎肝气乘脾：泄泻每因精神因素、情绪波动而诱发，平时有腹痛肠鸣、胸胁痞闷、嗳气食少等症，苔薄，脉弦细。

【辅助检查】

（1）急性泄泻：粪检可见不消化物和少数红、白细胞及黏液，严重者可出现大量白细胞。

（2）慢性泄泻：粪检可见少量红、白细胞及黏液。

【治疗方法】

（1）治疗原则：健脾和胃，温肾壮阳，疏肝理气为主。急性泄泻辅以调肠止泻，慢性泄泻辅以温补理气。

（2）处方：推中脘、天枢、气海、关元等穴，按揉脾俞、胃俞、肾俞、大肠俞、长强等穴，摩腹部。

（3）按摩操作：

◎患者取仰卧位，医者以推法作用于其中脘并缓慢向下移至气海、关元穴，往返5~6遍，摩腹部8分钟。

◎患者取俯卧位，医者以推法沿其脊柱两旁从脾俞到大肠俞治疗往返3~4遍；按揉脾俞、胃俞、大肠俞、长强等穴，每穴1分钟；用小鱼际擦法直擦左侧腰背部，以透热为度。

（4）辨证施治：

◎脾胃虚弱：按揉气海、关元、足三里穴，每穴2分钟；摩胃脘部，以温热为度。

◎脾肾阳虚：按揉气海、关元穴，每穴3分钟；用小鱼际擦法直擦背部督脉，用掌擦法横擦腰部肾俞、命门及骶部八髎穴，均以透热为度。

◎肝气乘脾：按揉章门、期门穴，每穴1~2分钟；斜擦两胁，以两胁微热为度；按揉肝俞、胆俞、膈俞、太冲和行间穴，每穴2分钟。

【按语】

（1）龟息按摩治疗泄泻效果良好，一般一次就起效。

（2）患者平时饮食应忌食脂肪过多、生冷刺激与不易消化的食品。

（3）注意保暖，不要过度疲劳。

（4）饮食生活要有规律，忌暴饮暴食。

第六节　水肿（肾炎）

水肿是指体内水液潴留、泛溢肌肤而引起头面、眼睑、四肢、腹背甚至全身浮肿，常见于西医学的急、慢性肾炎，慢性充血性心力衰竭，肝硬化，贫血，内分泌失调以及营养障碍等疾病所出现的水肿。

【病因病机】 水肿又名"水气"，可分为阳水和阴水两大类，是全身气化功能障碍的一种表现。其病本在肾，标在肺，制在脾，肺、脾、肾三脏功能失调，膀胱气化无权，三焦水道失畅，水液停聚，泛溢肌肤而成水肿。

【临床表现】 以头面、眼睑、四肢、腹背或全身浮肿为主症，典型者具有以下表现。

（1）血尿：几乎全部患者均有肾小球性血尿，约30%患者可有肉眼血尿，常为起病首发症状和患者就诊原因。可伴有轻、中度蛋白尿，约20%患者呈肾病综合征范围的蛋白尿。尿沉渣除红细胞外，早期尚可见白细胞和上皮细胞增多，并可有颗粒管型和红细胞管型等。

（2）水肿：水肿常为起病的初发表现，典型表现为晨起眼睑水肿或伴有下肢轻度凹陷性水肿，少数严重者可波及全身。

（3）高血压：多数患者出现一过性轻、中度高血压，常与其水钠潴留有关，利尿后血压可逐渐恢复正常。少数患者可出现严重高血压，甚至高血压脑病。

（4）肾功能异常：患者起病早期可因肾小球滤过率下降、水钠潴留而尿量减少，少数患者甚至少尿（<400ml/d）。肾功能可一过性受损，表现为轻度氮质血症。多于1～2周后尿量渐增，肾功能于利尿后数日可逐渐恢复正常。仅有极少数患者可表现为急性肾衰竭，需要与急进性肾炎相鉴别。

（5）充血性心力衰竭：常发生在急性肾炎综合期，水钠严重潴留和高血压为重要的诱因，患者可有颈静脉怒张，奔马律和肺水肿症状，需紧急处理。老年患者发生率较高（可达40%），儿童患者少见（低于5%）。

【辅助检查】 三大常规、心功能、肝功能、肾功能以及静脉、淋巴管造影等检查有助于本病的病因诊断。

（1）常规检查：血常规、尿常规、肾功能、肝功能（包括血浆蛋白），24小时尿蛋白总量、蛋白电泳、血脂、心电图、肝肾B超。

（2）补体C3、补体C4、ASO：一过性血清补体C3及总补体下，多于起病2周后下降，8周内渐恢复正常，对诊断本病意义很大。患者血清抗链球菌溶血素"O"滴度可升高，提示近期内曾有链球菌感染。

（3）抗核抗体、双链DNA抗体：排除狼疮性肾炎。

【治疗方法】

（1）基本治疗：

◎治疗原则：疏风温阳利水。

◎取穴。按法、揉法、摩法、捏法、擦法、推法作用于关元、水分、气海、复溜、三焦俞、肾俞、肺俞、腰阳关、涌泉等穴。面部肿甚配合水沟穴，血压高配曲池、太冲穴。

（2）按摩操作：

◎患者取仰卧位，医者站一侧，点按、擦气海、关元、水分、复溜等穴各50～60次，能健肾固精，并可改善胃肠功能。

◎患者取俯卧位，医者擦三焦俞、肾俞、肺俞、腰阳关等穴，往返10次；点按以上穴位50～60次，两侧同时或交替进行。

◎最后按摩涌泉穴，左右交替进行，各按摩60～80次至足心发热为止。

【按语】

（1）龟息按摩治疗本病效果良好，但需按疗程操作。当水肿出现胸满腹大、喘咳、神昏等水毒凌犯肺部的症状时，应采取综合治疗措施。

（2）水肿初期应进无盐饮食，肿势渐退后（约3个月）可进少盐饮食，待病情好转后渐增加食盐量。

（3）注意摄生，慎防感冒，避免劳倦，节制房事。

第七节　头痛

头痛是指局限于头颅上半部分，包括眉弓、耳轮上缘和枕外隆突连线以上部位的疼痛，为临床常见的症状，可单独出现，也可兼见于多种急、慢性疾病中。头痛可分为原发性和继发性两类，前者也可称为特发性头痛，常见的如偏头痛、紧张型头痛，后者包括各种颅内病变，如脑血管疾病、颅内感染、颅脑外伤，以及全身性疾病和滥用精神活性药物头痛等。头痛一年四季、任何年龄均可发生。本病属中医"头风""脑风"等范畴。本节只讨论原发性头痛。

【病因病机】 西医学认为，头痛的发病机制复杂，主要是由于颅内、外痛敏结构内的痛觉感受器受到刺激，经痛觉传导通路传导到达大脑皮层而引起。可见于现代医学内、外、神经、五官等各科疾病中。

中医学认为，头痛与下述原因有关。

（1）外感风寒及头部外伤：外感风寒，则寒凝血积，经络阻滞而致头痛。外伤跌仆，气血瘀滞，脉络瘀阻，不通则致头痛。

（2）外感风热之邪及情志内伤：肝郁阳亢，外感风热，则风热上扰，气血逆乱而致头痛。情志内伤，肝阳上亢，则肝失条达，郁而化火，上扰清空而出现头痛。

（3）外感暑湿之邪及中焦阻塞：外感暑湿，则湿邪弥漫，蒙蔽清阳，使清窍阻塞，清阳不升，浊阴不降而致头痛。中焦阻塞，则因脾失健运，痰浊内生，阻遏清阳，清不升浊不降而出现头痛。

（4）血虚及肾亏：血虚可因失血或饮食失调，劳伤过度，脾胃薄弱气血生化之源不足而引起，气虚血少不能滋养脑髓而头痛。因于肾者，多禀赋不足，肾精久亏，脑髓空虚而致头痛，亦可因阴损及阳，肾阳衰微，清阳不展而头痛。

【临床表现】

（1）症状：以头痛为主症，其部位可在前额、额颞、巅顶、顶枕部或全头部，头痛性质多为跳痛、刺痛、胀痛、昏痛、隐痛等。头痛有突然而作，其痛如破而无休止者，也有反复发作，久治不愈，时痛时止者。头痛每次发作可持续数分钟、数小时、数天或数周不等。

（2）体征：一般无特殊阳性体征。

（3）中医辨证：

◎风寒头痛：多发于吹风受寒之后引起头痛，有时痛连项背，恶风寒，喜裹头，口不渴，苔薄白，脉浮或紧。

◎风热头痛：头胀痛，甚则如裂，恶风发热，面红目赤，口渴欲饮，咽红肿痛，尿黄或便秘，苔薄黄或舌尖红，脉浮数。

◎暑湿头痛：头痛如裹，脘闷纳呆，肢体倦怠，身热汗出，心烦口渴，苔腻，脉濡数。

◎肝阳头痛：头痛眩晕，心烦易怒，睡眠不安，面红口干，苔薄黄或舌红少苔，脉弦或弦细数。

◎痰浊头痛：头痛头胀，胸膈支满，纳呆倦怠，口吐涎沫，恶心，苔白腻，脉滑。

◎血虚头痛：头痛头晕，神疲乏力，面色少华，心悸气短，舌淡，脉细无力。

◎肾亏虚头痛：头脑空痛，耳鸣目眩，腰酸腿软，遗精带下；阳虚者四肢作冷，舌淡胖，脉沉细无力；阴虚者口干少津，舌质红，脉细数。

◎瘀血头痛：头痛时作，经久不愈，痛处固定，痛如锥刺，舌有瘀斑，脉涩。

【辅助检查】 可行血常规、经颅脑多普勒、脑电图、脑脊液、颅脑CT或磁共振成像（MRI）和相应的五官科检查等，有助于排除器质性疾病。

【治疗方法】

（1）治疗原则：舒筋通络，活血化瘀，解痉止痛。风寒头痛者辅以疏风散寒；风热头痛者辅以疏风清热；暑湿头痛者辅以祛暑胜湿；肝阳头痛者辅以平肝息风；痰浊头痛者辅以健脾化痰；血虚头痛者辅以滋阴养血；肾虚头痛者辅以补肾生髓；瘀血头痛者辅以活血化瘀。

（2）处方：推摩项部和前额部，按揉风池、风府、天柱、印堂、头维、太阳、鱼腰、百会等穴，拿头顶、肩井穴，扫散颞部等。

（3）按摩操作：

◎患者取坐位，医者站其身后，以一指禅推法沿其项部两侧上下往返治疗3~5分钟；按揉风池、风府、天柱等穴2~3分钟；以五指拿法从头顶拿至风池穴，改用三指拿法，沿膀胱经拿至大椎两侧，往返3~5遍；拿两侧风池穴，并沿项部两侧自上而下操作4~5遍。

◎患者取坐位，医者站其身前，以一指禅推法从其印堂开始，向上沿前额发际至头维，再至太阳穴，往返3~5遍；按揉印堂、鱼腰、太阳、百会等穴2~3分钟；扫散两侧颞部，约1分钟。

（4）辨证施治：

◎风寒头痛：按揉项背部2~3分钟，重点按揉肺俞、风门穴；拿肩井穴30次；用小鱼际擦法直擦背部两侧膀胱经，以透热为度。

◎风热头痛：按揉大椎、肺俞、风门等穴，每穴1分钟；拿肩井穴30次；按法结合拿法按拿曲池、合谷穴，以酸胀为度，旨在清热散邪；拍击背部两侧膀胱经，以皮肤微红为度。

◎暑湿头痛：按揉大椎、曲池穴，每穴1分钟；拿肩井、合谷穴，以酸胀为度；拍击背部两侧膀胱经，以皮肤微红为度，有清热祛湿，散邪通络之效；提捏印堂及项部皮肤，以皮肤透红为度。

◎肝阳头痛：推桥弓穴，自上而下，每侧各20余次，两侧交替进行，旨在潜阳；以扫散法在头侧胆经循行部自前上方向后下方操作，两侧交替进行，各数十次，并配合按角孙穴；按揉太冲、行间穴，以酸胀为度；以掌擦法斜擦涌泉穴，以透热为度。

◎痰浊头痛：以一指禅推中脘、天枢穴，每穴1~2分钟；摩腹3分钟；按揉脾俞、胃俞、大肠俞、足三里、丰隆、内关等穴，每穴1分钟，有健脾助运，化痰祛湿之效；以掌擦法横擦左侧背部，以透热为度。

◎血虚头痛：摩腹5分钟，以中脘、气海、关元等穴为重点，以掌擦法直擦背部督脉，以透热为度；按揉心俞、膈俞、足三里、三阴交等穴，以微微酸胀为度。

◎肾虚头痛：摩腹5分钟，以气海、关元穴为重点，可补益元气；掌擦法直擦背部督脉，横擦腰部肾俞、命门穴及腰骶部，均以透热为度。

◎瘀血头痛：按揉太阳、攒竹穴，每穴1分钟；分抹前额和头侧胆经循行部位 3～5遍，掌擦前额及两侧太阳穴部位，以透热为度。

【按语】

（1）龟息按摩对治疗头痛疗效显著，某些功能性头痛治疗5～7次即可痊愈。

（2）对于器质性病变引起的头痛，龟息按摩也能改善症状，但同时也要注意对原发病灶的治疗，以免延误病情。

（3）头痛患者应避免过度紧张和劳累，保持情绪稳定，饮食宜清淡。

（4）注意保暖，冬天外出尤其应注意头部的保暖。

（5）平时应加强体育锻炼，增强体质，并积极治疗原发病。

第八节　鼻炎

鼻炎，相当于中医学的"鼻窒""鼻塞"等范畴，是以鼻塞时轻时重或双侧鼻窍交替堵塞、反复发作、经久不愈，甚至嗅觉失灵为特征的鼻黏膜慢性炎症性疾病。西医学将慢性鼻炎分为单纯性慢性鼻炎和肥厚性慢性鼻炎。后者多由前者发展、演变而来，两者间无明显界限。其发病是在全身因素的影响下，由局部因素、职业或环境因素的刺激而引发。慢性鼻炎以青少年的发病率为高。

【病因病机】 中医学认为本病主要由外感引起，加之肺脾气虚，邪滞鼻窍或邪毒久留，气滞血瘀，阻塞鼻窍所致。

【临床表现】

（1）症状：鼻流浊涕而量多，涕从鼻腔上方向下而流，同时伴有头痛、鼻塞、嗅觉减退。

（2）体征：鼻黏膜充血、肿胀或肥厚，脓性分泌物积聚于鼻道内，色黄或灰白色，黏性、脓性或黏脓性，量不定，鼻内肌膜红赤或淡红肿胀，眉内及颧部有压痛。

【辅助检查】鼻腔及鼻黏膜检查、鼻分泌物涂片检查等可明确诊断。

【治疗方法】

（1）治疗原则：化湿、通窍排脓。

（2）处方：施按法、揉法、摩法、捏法、擦法、推法作用于面部、肩背部，以及鼻通、印堂、攒竹、太阳、迎香等穴。

（3）按摩操作：

◎患者仰卧，医者坐其头前侧，施抹法于印堂、攒竹、迎香穴一线，反复操作3分钟；施点按法于印堂、攒竹、太阳、迎香、巨髎等穴，各1分钟，以得气为度；以两手大鱼际轻挤揉动患者鼻翼2分钟。

◎患者坐位，医者立其身后，按揉风池、天柱、肩井、曲池、合谷等穴，各1分钟，以得气为度。

◎患者俯卧，医者立其右侧，按揉脾俞、胃俞、膈俞等穴，各1分钟，以得气为度；最后施捏脊法于患者背部，操作5遍，以皮肤潮红、微有汗出为度。

（4）辨证施治：

◎肺脾气虚者，施擦法于肺俞、风门、脾俞、胃俞穴，反复操作5分钟，以使皮肤透热为度。

◎滞血瘀者，施指按法于太冲、行间穴，各1分钟，以得气为度。

【按语】

（1）龟息按摩对治疗鼻炎疗效稳定，1~3次即可有很好的效果。

（2）加强体育锻炼，增强体质。

（3）避免粉尘、异物的长期刺激。

（4）切记不能长期用滴鼻药或作用较强的血管收缩药。

第五章 妇科疾病

第一节 痛经

痛经是指女性在行经前后或正值行经期间，出现小腹及腰部疼痛，甚至剧痛，常伴面色苍白、头面冷汗淋漓、手足厥冷、泛恶呕吐等症，并随着月经周期发作的一种妇科常见病，西医将痛经分为原发性痛经和继发性痛经，前者又称功能性痛经，系指生殖器官无明显器质性病变者，后者多继发于生殖器官某些器质性病变，如盆腔子宫内膜异位症、子宫腺肌病、慢性盆腔炎等。功能性痛经容易痊愈，器质性病变导致的痛经病程较长，缠绵难愈。原发性痛经多见于未婚女性。本病属中医"经行腹痛"范畴。本节只讨论原发性痛经。

【病因病机】西医学认为，原发性痛经为自初潮起即有痛经，与自主神经功能紊乱、子宫痉挛收缩有关；亦可由子宫发育不良、子宫过度屈曲等影响经血畅行而致；继发性痛经则常继发于生殖器官器质性病变，如子宫颈狭窄、炎症、子宫肌瘤或子宫内膜异位症等。

中医学认为，冲任、胞宫的周期性生理变化与情志所伤、起居不慎或六淫为害相关，主要病机在于邪气内伏或精血素亏，更值经期前后冲、任二脉气血的生理变化急骤，导致胞宫的气血运行不畅，"不通则痛"，或胞宫失于濡养，"不荣则痛"，故痛经发作。

【临床表现】

（1）症状：每遇经期或经行前后小腹疼痛，随月经周期性发作，严重者疼痛难忍，或伴有呕吐汗出，面青肢冷，甚至晕厥。也有部分患者，经期疼痛连及腰骶，放射至肛门或两侧股部。

（2）体征：患者呈痛苦状，甚至捂腹而卧。腹部检查可有局部压痛，但无肌紧张和反跳痛。盆腔生殖器一般无异常病变，偶见子宫发育不良、宫颈口狭小、宫颈管狭长或子宫过度倾曲。

（3）中医辨证：

◎肾气亏损型：经期或经后小腹隐隐作痛，喜按，月经量少，色淡质稀，头晕耳鸣，腰酸腿软，小便清长，面色晦暗，舌淡，苔薄，脉沉细。

◎气血虚弱型：经期或经后小腹隐痛，喜按，月经量少，色淡质稀，神疲乏力，头晕心悸，失眠多梦，面色苍白，舌淡，苔薄，脉细弱。

◎气滞血瘀型：经前或经期小腹胀痛拒按，胸胁、乳房胀痛，经行不畅，经色紫暗有块，块下痛减，舌紫暗，或有瘀点，脉弦或弦涩有力。

◎寒凝血瘀型：经前或经期小腹冷痛拒按，得热则痛减，经血量少，血暗有块，畏寒肢冷，面色青白，舌暗，苔白，脉沉紧。

◎湿热蕴结型：经前或经期小腹灼痛拒按，痛连腰骶，或平时小腹痛。至经前疼痛加剧，经量多或经期长，经色紫红，质稠或有血块，平素带下量多，黄稠臭秽，或伴低热，小便黄赤，舌红，苔黄腻，脉滑数或濡数。

【辅助检查】

（1）经血前列腺素测定，是目前临床一项主要的客观指标，一般 PCF 指数异常升高。

（2）盆腔血流图检查，显示盆腔血流不畅。

（3）B超检查，无异常。

【治疗方法】

（1）治疗原则：通调气血，和络止痛。

肾气亏损者，宜补肾填精，补血止痛。

气血虚弱者，宜补气养血，和中止痛。

气滞血瘀者，宜理气活血，化瘀止痛。

寒凝血瘀者，宜温经散寒，祛瘀止痛。

湿热蕴结者，宜清热除湿，通经止痛。

（2）处方：摩、揉小腹，一指禅推气海、关元穴，推腰骶部及腰部脊柱两侧，点按肾俞、八髎穴，擦八髎穴。

（3）按摩操作：

◎患者取仰卧位，医者以掌摩法顺时针方向摩其小腹部5分钟。

一指禅推气海、关元穴，每穴约2分钟。

◎患者取俯卧位，医者以滚法作用于其腰部脊柱两旁及骶部5分钟。

按揉肾俞、八髎穴，每穴1~2分钟。

以掌擦法横擦八髎穴，使之有温热感。

（4）辨证施治：

◎肾气亏损：按揉肾俞、脾俞、足三里等穴，每穴约1分钟，在脾俞至肾俞段施以擦法，以透热为度。

◎气血虚弱：按揉中脘部约5分钟，按揉脾俞、胃俞，各约1分钟。按揉足三里约0.5分钟。直擦背部督脉经，以透热为度，旨在健脾益气。

◎气滞血瘀：按揉章门、期门穴，每穴约1分钟；在肝俞、膈俞穴上施以一指禅推法或按揉法，每穴约4分钟。分别用拿法、按揉法在血海、三阴交穴上治疗，每穴约1分钟，有活血化瘀的作用。

◎寒凝血瘀：用小鱼际擦法直擦膀胱经第一、二侧线，在腰骶部做横擦治疗，以透热为度。拿肩井约0.5分钟，按揉血海、三阴交穴，每穴约1分钟。

◎湿热蕴结：按委中、蠡沟穴，每穴约0.5分钟。在大椎穴上施以一指禅推法，约3分钟。

【按语】

（1）龟息按摩治疗痛经效果良好，治疗周期短。

（2）痛经妇女经期要注意保暖，避免寒冷，注意经期卫生，经期禁止房事。

（3）适当休息，不要过度疲劳。

（4）情绪安定，避免暴怒、忧郁。

（5）经期注意调理饮食，忌食辛辣寒凉生冷食品。

第二节　月经不调

月经不调是指月经的周期、经期、经色、经量、经质等发生异常并伴有其他症状的一种疾病，又称月经失调、经血不调。临床上以周期的改变可分为月经先期、月经后期、月经先后不定期，以血量的改变可分为月经过多、月经过少等。临床常见先期与量多、后期与量少并存。

【病因病机】 西医学认为，体内雌激素分泌失调、自主神经功能紊乱、精神刺激、寒冷疲劳和某些全身性疾病等都可以导致本病。

中医学认为，月经不调与下述原因有关。

（1）血热：素体阳盛或阴虚内热，或忧思郁结，久郁化火，或误服辛辣暖宫之药物，热蕴胞宫，迫血下行，致月经先期而下。

（2）气虚：饮食失节、劳倦过度或思虑过极，损伤脾气，而致中气虚弱，统摄无权，冲任不固，经血失统以致经行先期。

（3）寒凝：素体阳虚，阴寒内盛，或经产之时，感受寒凉、过食生冷，寒邪来虚搏于冲任，留滞胞宫，血海不能按时满溢，导致经行后期。

（4）血虚：大病久病，耗伤阴血，或病后体虚，饮食减少，化源不足，以至冲任血虚，血海不足而致经行后期。

（5）气滞：情志抑郁，气机不畅，冲任失调，血行受阻，血海蓄溢失常，而致月经先后不定期。

（6）肾虚：先天肾气不足或后天损伤肾气，致精不化血，冲任血海匮乏，可致月经后期、月经过少。而肾虚封藏失职，冲任不固，又可致月经先期、月经过多。

【临床表现】

（1）症状：出现月经的周期、经期、经量、经色、经质的异常；周期的紊乱表现为先期、后期、先后不定期、经期缩短、经期延长；经量的异常表现为月经过多、月经过少；经质的异常可表现为稠黏、清稀、有瘀块及气味臭秽等；除此之外，并可兼有小腹不适、胀满疼痛，乳房或胁肋胀满疼痛以及头痛、恶心、呕吐、二便失常等症。

（2）体征：一般无特殊体征，妇科检查可确定子宫、卵巢发育是否正常。

（3）中医辨证：

◎月经先期：月经先期而至，甚则一月经行两次。若经量多，色紫红、质黏稠，心胸烦闷，渴喜冷饮，大便燥结，小便短赤，面色红赤，舌红，苔薄黄，脉滑数，为实热；若经量少，色红，颧赤唇红，手足心热，舌红苔黄，脉细数，为阴虚血热；若兼瘀块，经前胸胁、乳房、小腹胀痛，烦躁易怒，口苦咽干，舌红，苔黄，脉弦数，为肝郁化热；若经量多，色淡质稀、神疲气短、小腹空坠，纳少便溏，舌淡红，苔薄白，脉缓弱，为脾气虚；若经量少、色淡暗、质清稀，腰酸腿软，头晕耳鸣，小便频数，面色晦暗，舌淡暗，苔薄白，脉沉细，为肾气虚。

◎月经后期：经期延后，若经量少，色暗红有块，小腹冷痛拒按，得热痛减，畏寒肢冷，舌苔薄白，脉沉紧，为实寒；若经量少色淡，小腹隐痛，喜按喜暖，面色苍白，舌淡苔白，脉沉迟无力，为虚寒；若经量少，色暗红或有血块，小腿胀痛，精神不佳，胸部疼痛，口干苔黄，脉弦涩，为气郁；若小腹空痛，面色萎黄，皮肤不润，头晕眼花，心悸，舌淡苔薄，脉虚细，为血虚；若经量少，色淡暗，质清稀，腰酸腿软，头晕耳鸣，带下清稀，面色晦暗，或面部暗斑，舌淡暗，苔薄白，脉沉细，为肾虚。

◎月经先后无定期：经期或先或后，若行而不畅，胸胁、乳房、小腹胀痛，精神抑郁胸闷不舒，时欲太息，嗳气食少，脉弦，为肝郁；若经量少，色淡质清稀，面色晦暗，头晕耳鸣，腰膝酸软，夜尿多，舌淡苔薄，脉沉细，为肾虚；若经量多，色淡质稀，神倦乏力，脘腹胀满，纳呆食少，舌淡，苔薄，脉缓，为脾虚。

【辅助检查】超声检查可以了解子宫大小、形状，空腔内有无赘生物，子宫内膜厚度等。诊断性刮宫、宫腔镜检查可进一步明确病变部位和子宫内膜病理诊断。卵巢功能测定也能帮助确诊。

【治疗方法】

（1）治疗原则：调和气血，血热则应清热凉血，气虚则应补气摄血调经，血寒宜温经散寒调经，血虚则养血调经，肝郁宜疏肝理气解郁，肾虚宜补肾调经。

（2）处方：摩小腹，揉中脘、气海、关元、中极等穴，推背部两侧膀胱经，点按脾俞、肝俞、肾俞、命门、八髎、足三里、血海、阴陵泉、三阴交、太冲、太溪等穴。

（3）按摩操作：

◎患者取仰卧位，医者以一指禅推法作用于中脘、气海、关元、中极等穴，每穴1~2分钟。以掌摩法顺时针方向摩小腹5分钟。拿揉足三里、三阴交、血海、阴陵泉、太冲、太溪等穴，每穴1~2分钟。

◎患者取俯卧位，医者以一指禅推法作用于背部两侧膀胱经第一侧线，重点在脾俞、肝俞、肾俞穴，往返治疗5分钟；按揉命门、八髎穴，每穴

1～2分钟。在背部由下往上捏脊，往返3遍。

（4）辨证施治：

◎血热：宜加推大椎穴5～7分钟，有良好的清热之效。

以拇指推按缺盆穴2～3分钟。

用拇指按揉胃俞、大肠俞、大敦、行间、隐白、解溪等穴，每穴操作约2分钟，以得气为度。

◎血寒：宜加掌按神阙穴，持续按压3～5分钟，使患者下腹部出现发热感，可温阳散寒。

以掌擦背部督脉和肾俞、命门、八髎穴，反复摩擦1～2分钟，以热透小腹为度。

◎气血虚：宜加用掌按腹部约2分钟，然后持续按压中脘、气海穴，每穴3分钟，使腹部出现发热感。

以用拇指按揉胃俞1分钟，然后掌擦背部脾胃处，以透热为度。

◎肝郁：宜加搓摩两胁肋，30～50次。

分推肋弓至耻骨联合上部反复3遍。

用拇指按揉章门、期门、膈俞、胆俞等穴，各约2分钟。

◎肾虚：宜加直擦背部督脉和足太阳膀胱经两侧，反复摩擦5～7遍，然后横擦肾俞、命门、白环俞、八髎等穴，以透热为度。

掌按关元穴，操作3～5分钟，以热渗透小腹为度。

用拇指按揉双侧涌泉穴，持续施术1分钟，然后沿足底纵轴用掌擦法，反复摩擦，以透热为度。

【按语】

（1）月经不调注意保暖，避免受寒热，保持良好的情绪。

（2）注意调节饮食，劳逸结合。

（3）避免房事过度，注意避孕。对器质性病变引起的月经不调者，需配合药物、针灸等多种方法，以提高疗效。

第三节　更年期综合征

围绝经期综合征是指妇女在绝经前后，由卵巢功能逐渐衰退或丧失，以致雌激素水平下降所引起的以自主神经功能紊乱代谢障碍为主的一系列症候群，又称更年期综合征，常见于 45～55 岁的妇女。本病属中医"脏躁""经断前后诸证"范畴。

【病因病机】 西医学认为，本病的发生与绝经前后的生理特点有密切关系。妇女进入围绝经期以后，卵巢功能开始衰退，卵泡分泌雌激素和孕激素的功能降低，以致下丘脑—垂体—卵巢轴活动改变，促卵泡激素（FSH）、黄体生成激素（LH）分泌量有代偿性增加。围绝经期妇女的内分泌平衡状态发生变化，导致自主神经系统中枢的功能失调，从而产生不同程度的自主神经系统功能紊乱的临床症状。

中医学认为，本病多因妇女绝经前后，肾气渐衰，天癸将竭，冲任亏虚，精血不足，脏腑失养，阴阳平衡失调，而出现肾阴肾阳偏盛偏衰现象。肾阴不足，不能上济心火，导致心肾不交，不能涵养肝木，则肝阳上亢。肾阳虚惫，命门火衰，不能温煦脾土，脾失健运，痰湿阻滞。此外，不少患者产生更年期综合征与情志抑郁、肝气不舒有关。总之，本病病变脏腑主要在肾，并可累及心、肝、脾三脏。

【临床表现】

（1）症状：表现为月经紊乱及一系列雌激素下降引起的相关症状。

◎月经紊乱：月经紊乱是绝经过渡期的常见症状，50%以上妇女会出现 2～8 年无排卵性月经，表现为月经周期不规则、持续时间长及月经量增加。

◎雌激素下降相关症状：

血管舒缩症状，主要表现为阵发性潮红及潮热。

精神神经症状，主要包括情绪、记忆及认知功能症状。

泌尿生殖系统症状，主要表现为性器官和第二性征逐渐萎缩。

心血管疾病症状，包括冠状动脉及脑血管病变症状。

骨筋肌肉系统症状，如广泛性骨质疏松、肌肉酸胀痛、乏力、关节足跟疼痛抽筋、驼背、身材变矮、关节变形、易骨折、指甲变脆、脱发等。

（2）体征：因本病牵涉系统较多，故无特征性体征。

（3）中医辨证：

◎肾阴虚型：头晕耳鸣，腰酸腿软，烘热汗出，五心烦热，记忆力减退，失眠多梦或皮肤瘙痒，月经紊乱，经量多少不定或淋漓不绝，色紫红，舌红少苔，脉细数。

◎肾阳虚型：头晕耳鸣，腹冷阴坠，形寒肢冷，腰酸如折，面色晦暗，精神萎靡，月经量或多或少，或淋漓不止，色淡质稀，舌淡，苔白滑，脉沉迟无力。

【辅助检查】

（1）内分泌测定：雌二醇（E）降低，促卵泡激素（FSH）、促黄体生成激素（LH）增高。

（2）CT或MRI检查：雌激素水平低下致骨钙量快速丢失，导致发生绝经后骨质疏松症。

【治疗方法】

（1）治疗原则：调和阴阳，补肾安神。肾阴虚者宜滋肾益阴肝、育阴潜阳，肾阳虚者宜温肾壮阳、填精养血。

（2）处方：推膻中、中脘、气海、关元、中极等穴，每穴2～3分钟，揉摩胃脘部及小腹部。

用一指禅推或拇指按揉厥阴俞、膈俞、肝俞、脾俞、肾俞、命门穴，每穴2分钟。用小鱼际擦背部督脉经和背部膀胱经第一侧线及肾俞、命门等穴；拿风池穴及项部，五指拿顶。用一指禅推或鱼际揉前额部，分抹前额、目眶及鼻翼两旁，按揉太阳、攒竹、四白、迎香、百会等穴，拿肩井等穴。

（3）按摩操作：

◎患者取仰卧位，医者以一指禅推膻中、中脘、气海、关元、中极等穴，每穴1~2分钟，再施摩法顺时针摩胃脘及小腹部，每个部位各5分钟。

以小鱼际擦法横擦气海穴，以透热为度。

◎患者取俯卧位，医者以推法推背部膀胱经第一侧线，由上往下约5分钟，调和脏腑。

按揉心俞、肺俞、膈俞、肝俞、胆俞、肾俞、膀胱俞、次髎等穴，每穴1~2分钟。

以小鱼际擦法横擦腰骶部，以透热为度。

◎患者取坐位，医者以拿法拿风池穴及项部2分钟，随后以五指拿法拿头部，由前发际向后发际移动5~10次。

以鱼际揉法揉前额部3~5分钟。

以拇指指腹分抹前额、目眶及鼻翼两旁，各5~10次。

按揉太阳、攒竹、四白、迎香等穴各半分钟，以拇指按揉百会穴半分钟，拿肩井穴。

（4）辨证施治：

◎肾阴虚：宜增加点按志室、血海、阴陵泉、三阴交、太溪等穴各半分钟，有滋阴补血之效；推双侧胸锁乳突肌，每侧20次。

◎肾阳虚：宜增加掌振关元穴，横擦八髎穴，以透热为度，可补气温阳；揉按曲池、合谷、悬钟、委中等穴各半分钟；搓擦涌泉穴，以透热为度。

【按语】

（1）更年期是每个妇女都必须经过的时期，是正常生理过程。应以客观、积极的态度对待这个时期所出现的自主神经功能紊乱症状，消除忧虑。

（2）坚持身体锻炼，增加日晒时间，摄入足量蛋白质及含钙丰富的食物。

（3）龟息按摩治疗该病效果良好，但需坚持按疗程治疗。

第四节　乳痈

乳痈是发生于妇女乳房部急性化脓性疾病，同时伴有发热、恶寒、头痛等全身症状，日久化脓溃烂。乳痈发于妊娠期称为内吹乳痈，发于哺乳期的称为外吹乳痈。多数病人是哺乳期的妇女，发病率占产妇的1%，以初产妇为多见，好发于产后第3～4周。西医学称之为急性乳腺炎，大多由金黄色葡萄球菌感染引起。

【病因病机】乳痈的主要发病机制是乳汁淤滞，乳络不畅，败乳蓄久成脓。

【临床表现】

（1）症状：哺乳期妇女乳部焮红肿痛，同时伴有发热、恶寒等症。

◎郁乳期：恶寒、发热，骨节酸痛，胸闷，呕吐，口渴。

◎酿脓期：若高热不退，有持续性搏动性疼痛，此为化脓征象；发热、疼痛连续10余天不见减轻，硬块中央渐软，按之有波动感。

◎溃脓期：一般体温正常，肿痛消减，伤口逐渐愈合。

（2）体征：

◎郁乳期：乳房部肿胀触痛，乳汁排泄不畅。

◎酿脓期：肿块逐渐增大，硬结明显，继而皮肤焮红。

◎溃脓期：破溃出脓。

（3）鉴别：须鉴别乳痈与乳发。乳发病变范围较乳痈大，局部焮红漫肿疼痛，很快皮肉腐烂，病情较重。

【辅助检查】血常规、乳腺超声可帮助本病的确诊。

【治疗方法】

（1）治疗原则：乳痈的治疗一般分初起、脓成和已溃等阶段，分别施以消散、托里、排脓等法。按摩治疗一般在乳痈初起尚未成脓时进行为好。

（2）处方：以摩法、揉法、按法、拿法作用于患侧胸部及背部，以及天溪、食窦、屋翳、膺窗、乳根、中脘等穴。

（3）按摩操作：

◎患者取仰卧位，医者施揉法、摩法于患乳周围的乳根、天溪、食窦、屋翳、膺窗等穴，约8分钟，再摩揉腹部，重点在中脘、天枢、气海等穴，约4分钟。

◎患者取正坐位，医者施按揉法于肝俞、脾俞、胃俞以患者感觉酸胀为度，最后拿风池、肩井穴结束治疗，3~5分钟即可。

【调护】

（1）乳痈发生后，不仅妨碍乳母健康，也影响哺乳，以致有碍婴儿健康，故应积极预防。

（2）妊娠期5个月后应经常用75%酒精棉球擦乳头。

（3）哺乳或按摩时宜避免露乳当风，注意胸部保暖，哺乳后应轻揉乳房。

（4）每日按时哺乳，养成良好习惯，注意婴儿口腔清洁，不可含乳而睡。

（5）断乳时应逐渐减少哺乳时间，再行断乳。

第六章 儿科疾病

第一节 小儿斜颈

小儿肌性斜颈是以头向患侧斜、前倾，颜面旋向健侧或颜面部变形为特点。本病多发现于出生后2周左右，严重的出生后即可发现。临床上一般是指一侧胸锁乳突肌发育不良或有包块而造成的先天性肌性斜颈。

【病因病机】 本病的病因尚未完全明了，但与损伤有关，如分娩时一侧胸锁乳突肌因受产道或产钳挤压受伤出血，血肿机化形成挛缩，或怀孕时胎儿头位不正，羊水过多或过少，胎儿受到不正常的子宫壁压力或脐带绕颈，阻碍其一侧胸锁乳突肌血运供应，使该肌缺血性改变而致。

有的学者认为由胸锁乳突肌营养血管栓塞，导致肌纤维变性而形成斜颈。有 1/5 的该病患儿有明确的家族史，故认为其发生可能同遗传有关，常合并先天性髋臼发育不良等其他部位畸形。

咽部炎症也是一个致病因素。有的学者认为疼痛性淋巴结炎，特别是化脓性淋巴结炎以及病毒感染与斜颈发生有关。其他如外伤所致寰椎、枢椎体旋转半脱位，或颈2～3间半脱位引起的骨性斜颈，眼肌麻痹或由视力障碍导致的代偿姿势性斜颈，以及由颈部肌肉麻痹导致的神经性斜颈等。

本节所论述的小儿斜颈一般是指一侧胸锁乳突肌痉挛造成的肌性斜颈。

小儿肌性斜颈的主要病理变化是患侧胸锁乳突肌发生纤维性挛缩，早期可见纤维细胞增生和肌纤维变性，最终全部为结缔组织所代替。胸锁乳突肌内肿块呈条索状。大体标本外观类似较软的纤维瘢痕，切面呈白色；镜下观察见其由致密的纤维组织组成，肌肉组织减少，横纹减少，严重者肌肉组织消失，出现较多的瘢痕组织，但肌肉内无出血。

【临床表现】

（1）患儿出生后或出生后2周内，颈部一侧中下段发现有条索状肿块，呈梭形（有的经过半年后，肿物可自行消退），以后患侧的胸锁乳突肌逐渐挛缩紧张，突出如条索状。

（2）患儿头部向患侧倾斜，而颜面部转向健侧。

（3）少数患儿仅见患侧胸锁乳突肌在锁骨的附着点周围有疣样改变的硬块物。

（4）还有一部分患儿表现为一侧颈部胸锁乳突肌肌肉较另一侧细小，发育不良。患儿头部向患侧旋转和向健侧屈曲明显受限。

（5）病久患侧的颜面部发育受影响，健侧颜面部也会发生适应性的改变，使颜面部不对称，双侧眼外角至口角的距离不对称，患侧距离缩短，健侧增长，患侧眼睛位置平面降低，因双眼不在同一水平线上，易产生视力疲劳而出现视力减退。健侧颜面部圆而饱满，患侧则窄而平。此外，患儿整个面部包括鼻、耳等也可出现不对称性改变。脑椎可发生代偿性的侧凸畸形。

（6）先天性肌性斜颈患儿还可合并先天性髋关节半脱位及颈椎其他畸形。

【辅助检查】 颈项部X线检查或MRI检查可辅助本病诊断。

【治疗方法】

（1）治疗原则：舒筋活血通络，软坚散结消肿。

（2）按摩操作：

◎患儿取坐位或仰卧位，医者于患侧的胸锁乳突肌施用推揉法，可用拇指螺纹面或食、中、无名三指螺纹面揉之5～6分钟。

◎捏拿患侧胸锁乳突肌，往返3～5分钟，用力宜轻柔。

◎牵拉扳颈法：医者一手扶住患侧肩部，另一手扶住患儿头顶，牵拉患儿头部渐渐向健侧肩部倾斜，逐渐拉长患侧胸锁乳突肌，幅度由小渐大，在生理范围内反复进行数次，再于患侧胸锁乳突肌施推揉法3～5分钟，最后配合轻拿肩井穴3～5次结束。

【按语】

（1）经龟息按摩系统治疗本病，效果良好。

（2）在日常生活中采用与患侧相反方向的动作以矫正，如喂奶、睡眠的枕垫或用玩具吸引患儿的注意力等。

（3）嘱咐患儿家长协助医师每日做患侧胸锁乳突肌的被动牵拉伸展运动。方法：将患儿平卧于膝上，使患儿颈部后伸，家长用左手轻轻按住患儿胸廓，右手握住其头颈部，将患儿脸部尽量旋向患侧，枕部旋向健侧肩峰，操作过程中手法应轻柔，使挛缩的胸锁乳突肌得到较大的牵伸。

（4）嘱咐患儿家长以轻手法捏揉患儿患侧胸锁乳突肌，每日操作10分钟，施术时配用介质，用力宜轻柔。

（5）患儿家长可在孩子入睡后，把小块方巾在50℃温水中浸一下，拧干敷在患侧胸锁乳突肌的肿块上，每天2次，每次约10分钟，也可用热水袋敷，注意不要烫伤患儿。

（6）对应用肿块B超和X线检查都难以确诊的病例，可进行CT检查或进行三维重建，有利于本病的诊断，还可以排除骨性斜颈、寰枢椎半脱位等器质性病变。

第二节　小儿腹泻

泄泻是指小儿大便次数增多，粪质稀薄或完谷不化，甚至泻出如水样。本病相当于现代医学小儿腹泻病，分为感染性腹泻和非感染性腹泻，多见于2岁以下婴幼儿，一年四季均可发生，但以夏、秋两季为多见。轻者治疗得当，预后良好；重者若治疗不当或治疗不及时，泄下过度，易见气液耗损，气阴两伤，甚至出现阴竭阳脱的危症；久泻迁延日久，可影响小儿营养、生长和发育，转为疳证，临证诊治时必须十分注意。

【病因病机】　泄泻之本在于脾胃，胃为水谷之海，主受纳、腐熟水谷，喜润恶湿，以降为和；脾为生化之源，主运化水谷精微，喜燥恶湿，以升为健。脾胃纳运、气机升降协调，则气血生化有源，糟粕排泄正常。由于小儿脾胃薄弱，运化功能尚未健全，外感六淫、内伤乳食均可使脾胃纳运升降功能失调而致病。

（1）感受外邪：风、寒、暑、湿、热邪均可致病，其中尤以湿邪最为多见。小儿寒温不知自调，易为邪气所犯，致脾胃运化受纳无权，升降失司，清浊不分，水谷混杂，并走大肠而致泄泻。

（2）内伤乳食：如《素问·痹论》中言："饮食自倍，肠胃乃伤。"小儿"脾常不足"，若因乳食不当，饥饱无度，或突然改变饮食习惯，或过食肥甘油腻之物、生冷瓜果，或饮食不洁，致脾胃受损，脾运失职，水反为湿，谷反为滞，合污下降，而成泄泻。

（3）脾胃虚弱：因先天禀赋不足，脏气本亏，加之调护失宜，或寒凉药物攻伐太过，或久病迁延，脾胃阳气受损，致脾胃虚弱，脾虚则健运失司，胃弱则不能腐熟水谷，致水谷精微不能输布，中阳之气下陷而为泄泻。

现代医学认为，婴幼儿腹泻除与饮食、气候等非感染因素有关外，亦与大肠杆菌、病毒、真菌及原虫感染有关。

【临床表现】

（1）寒湿泻：大便稀烂，夹泡沫，色淡，无臭味或臭味较轻，腹痛肠鸣，面色淡白，口不渴，小便清长，或伴恶寒发热，鼻流清涕，苔白腻，脉濡，指纹色红。

（2）湿热泻：大便如水样，色黄褐，或如蛋花汤，量多，气味臭秽，腹痛即泻，急迫暴注，口渴，小便短赤，身有微热，舌红，苔黄腻，脉滑数，指纹色紫。

（3）伤食泻：大便稀烂夹有乳块或食物残渣，酸臭如败卵，腹痛胀满，泻前哭闹，泻后痛减，呕吐酸馊，口臭纳呆，苔厚或垢腻，脉滑。

（4）脾虚泻：久泻不愈，或时作时止，或每于食后作泻，大便稀溏，夹有未消化食物残渣，面色萎黄，形体消瘦，食欲缺乏，舌淡苔薄，脉弱。若腹泻日久不愈，损及肾阳。症见便水样，完谷不化，次数频多，形寒肢冷，舌淡苔白，脉弱无力。

【治疗方法】

（1）寒湿泻

◎治疗原则：温中散寒，化湿止泻。

◎处方：补脾经、推三关穴、补大肠穴、揉外劳宫穴、揉脐穴、推上七节骨、揉龟尾穴、按揉足三里穴。

◎辨证施治：

腹痛、肠鸣重者，揉一窝风穴、摩腹、拿肚角穴；

体虚者，捏脊；

惊惕不安者，开天门、清肝经、掐揉五指节；

恶寒发热者，开天门、推坎宫穴、揉太阳穴、拿风池穴。

（2）湿热泻

◎治疗原则：清热利湿，调中止泻。

◎处方：清脾经、清胃经、清大肠穴、清小肠穴、退六腑穴、揉天枢穴、揉龟尾穴。

◎辨证施治：

发热者，清天河水穴；

高热、烦渴引饮、小便短黄者，揉小天心穴、揉二马穴、清天河水穴；

呕吐较频者，推天柱骨；

腹痛明显者，分推腹阴阳；

腹胀纳差者，运内八卦穴、揉板门穴、揉按足三里穴。

（3）伤食泻

◎治疗原则：消食导滞，和中助运。

◎处方：清脾经、清胃经、清大肠穴、揉板门穴、运内八卦穴、揉中脘穴、摩腹、揉天枢穴、分推腹阴阳、揉龟尾穴。

③辨证施治：

脘腹胀满甚者，揉脾俞、胃俞；

腹痛甚者，拿肚角穴；

呕吐较频者，推天柱骨；

平素体虚者，改清脾、胃经为补脾经。

（4）脾虚泻。

◎治疗原则：健脾益气，温阳止泻。

◎处方：补脾经穴、补大肠穴，推上七节骨，揉龟尾穴。

◎辨证施治：

神疲乏力，食少腹胀者，揉脾俞、揉胃俞、运内八卦穴、按揉足三里穴；

久泻不止者，按揉百会穴；

伴见粪质清稀、完谷不化、形寒肢冷等肾阳虚症状者，补肾经、揉外劳宫穴；

脱肛者，补肺经，按揉百会穴。

若患儿出现精神萎靡，面色苍白，囟门、眼眶凹陷，小便极少或无尿，呕吐频繁，饮食难进等症时，宜抓紧时机配合中西药物以治疗，否则易危及生命。

【按语】

（1）保持居室安静，清洁卫生及空气流畅。

（2）适时增减衣服，避免着凉与过热。

（3）注意休息，积极消除患儿紧张感。

（4）控制饮食，减轻脾胃负担。饮食宜清淡富有营养，少量多餐。严重呕吐患儿，可禁食4~6小时，病情好转后逐渐恢复少量母乳或米汤、粥、面条等易于消化食物。初愈后仍应注意调摄饮食。

（5）勤换尿布，保持皮肤清洁干燥。大便后宜用温开水清洗臀部，并涂抹爽身粉，防止发生红臀；肛周潮红者可涂氧化锌油。

第三节　小儿疳证

小儿疳证是由喂养不当，或多种疾病影响，导致脾胃功能受损，气液耗伤而形成的慢性病症，以形体消瘦、面黄发枯、精神萎靡或烦躁、肚腹胀大、青筋暴露、饮食异常为特征。本病病变部位主要在脾胃，为脾胃受损，化源不足，气液亏损，致脏腑、经脉、筋骨、肌肤失于濡养，分为疳气、疳积、干疳三个阶段，疳气为初起阶段，病情轻浅，若能及时治疗，预后良好；疳积重症及干疳阶段常出现由脾及心及肝肾等症状，兼见口疮、眼疳及疳肿胀等并发症，若失于调治，则易影响小儿生长发育，严重者还可导致阴竭阳脱，猝然变险。现代医学泛指小儿营养不良及由此引起的多种维生素缺乏症。该病发病无明显季节性，5岁以下小儿多见。随着社会经济的发展，近30年来该病发病率下降，临床以轻症多见。

【病因病机】

（1）喂养不当：饮食失节，饥饱无度，过食甘肥厚腻或生冷坚硬之物，致食积内停，积久成疳，或乳食喂养不足，脾胃生化乏源，无以化生气血，濡养全身，日久成疳。

（2）疾病影响：小儿长期患病，反复感染，或呕吐泻痢，或时行热病，使津液大伤，脾胃俱虚，生化不足，阴液消烁，虚火内炽，气血日衰，久而成疳。

（3）禀赋不足：早产、双胎、孕期药物损伤胎儿，致使先天肾气虚弱，诸脏皆伤，胎儿发育不良，出生后脾胃不健，水谷精微摄取不足，形成疳证。此外，感染虫症亦可转为疳证。

【临床表现】

（1）疳气：形体消瘦，面色萎黄少华，毛发稀疏，食欲缺乏或能食善饥，精神欠佳，易发脾气，大便或溏或秘，舌淡，苔薄白或微黄，脉细。

（2）疳积：形体明显消瘦，肚腹膨胀，甚则青筋暴露，面色萎黄无华，毛发稀疏如穗，精神不振或易烦躁激动，睡眠不宁或伴动作异常，食欲缺乏或多食多便，舌淡，苔薄腻，脉细数。

（3）干疳：极度消瘦，面呈老人貌，皮肤干瘪起皱，大肉已脱，皮包骨头，精神萎靡，目光无彩，啼哭无力，毛发干枯，腹凹如舟，杳不思食，大便溏或清稀，时有低热，口唇干燥，舌红嫩，苔少，脉沉细。

【治疗方法】

（1）疳气

◎治疗原则：和脾健运。

◎处方：补脾经穴、揉板门穴、运内八卦穴、摩腹、捏脊、按揉足三里穴。

◎辨证施治：

厌食、腹胀者，揉中脘穴、分推腹阴阳、揉脾俞、揉胃俞。

烦躁易哭、夜卧不宁者，清肝经、清心经、按揉小天心穴。

大便干结者，清大肠穴、揉天枢穴。

大便稀溏者，揉脐。

（2）疳积

◎治疗原则：消积理脾。

◎处方：补脾经、清心经、清肝经、推四横纹穴、分推腹阴阳、分推手阴阳。

◎辨证施治：

脘腹胀满、嗳气纳呆者，揉板门穴、运内八卦穴。

恶心呕吐者，运内八卦穴、横纹推向板门穴、按揉足三里穴。

烦躁激动，夜睡不宁者，掐揉四横纹穴、运内劳宫穴。

大便干结如羊粪、少苔者，清大肠穴、揉膊阳池穴、揉肾俞。

多食善饥者，补胃经、揉板门穴、揉二马穴、揉肾俞。

（3）干疳

◎治疗原则：补益气血。

◎处方：补脾经、补肾经、运内八卦穴、揉二马穴、揉中脘穴、揉肾俞、揉足三里穴。

◎辨证施治：

夜寐不安者，清肝经，揉小天心穴、揉百会穴；

四肢不温，面色苍白，大便稀溏而无低热者，揉外劳宫穴、揉脐。

若患儿出现满口糜烂、眼角赤烂、足踝浮肿，甚或颜面及全身浮肿等，为危重症候，需及时配合中西药物治疗，以免延误病情。

【按语】

（1）小儿疳积是临床常见病，龟息按摩治疗效果好。

（2）婴幼儿应尽可能予以母乳喂养。

（3）改变不合理饮食习惯，授乳定时定量，不宜过早断奶，断乳后宜给予易消化且富含营养的食物，添加辅食应遵循由稀至稠、由精到粗、先素后荤、先少后多的原则，合理喂养。

（4）重症患儿要加强护理，做好皮肤清洁及眼、鼻、口腔护理，勤翻身，防止褥疮、眼疳、口疳等并发症的发生。

（5）多进行户外活动，呼吸新鲜空气，多晒太阳，增强体质。

第四节　小儿遗尿

遗尿又称遗溺、尿床，是指3岁以上的小儿不能自主控制排尿，经常睡眠中小便自遗，醒后方觉的一种病症。3岁以下的儿童，由于脑髓未充，智力未健，排尿的控制与表达能力不足，或正常的排尿习惯尚未养成，而产生尿床者不属病理现象，若3岁以后夜间仍不能自主控制排尿就是遗尿。

【病因病机】 中医学认为，遗尿的病因有虚实两种，以虚为主。由先天禀赋不足，素体虚弱，或久病之后失于调养，致使肺脾肾亏虚，或情志过极，湿热下注，均可致膀胱开合失司，约束无力而致遗尿。

（1）肾阳不足：下元虚冷，不能温养膀胱，膀胱气化功能失调，闭藏失职，不能制约尿液，而致遗尿。正如《诸病源候论》中云："遗尿者，此由膀胱有冷，不能约于水故也。"

（2）脾肺气虚证：素体虚弱，屡患咳喘泻利，或大病之后，脾肺俱虚。脾虚运化失职，不能转输精微，肺虚治节不行，通调水道失职，三焦气化失司，则气虚下陷，膀胱失约，津液不藏，而致遗尿。

（3）肝经湿热证：平素性情急躁，所欲不遂，肝经郁热，或肥胖痰湿之体，肝经湿热蕴结，疏泄失常，且肝之经络环阴器，肝失疏泄，影响三焦水道的正常通利，湿热迫注膀胱而致遗尿。

【临床表现】

（1）肾阳不足证：睡中经常遗尿，甚者一夜数次，尿清而长，醒后方觉，神疲乏力，面白肢冷，腰膝酸软，智力较差，舌质淡，苔薄白，脉沉细无力。

（2）脾肺气虚证：睡中遗尿，少气懒言，神倦乏力，面色少华，常自汗出，食欲缺乏，大便溏薄，舌淡，苔薄，脉细无力。

（3）肝经湿热证：睡中遗尿，尿黄量少，尿味臊臭，性情急躁易怒，或夜间梦语磨牙，面赤唇红，口渴欲饮，舌红，苔黄或黄腻，脉弦数。

【治疗方法】

（1）治疗原则：温补脾肾，固涩下元。

（2）按摩操作：

①肾气不足证

◎治法：温阳补肾，固涩小便。

◎处方：补肾经、补脾经、掐揉二马穴、运八卦穴、揉肾俞、揉关元穴、按揉百会穴。

②脾肺气虚证

◎治法：补中益气，固涩小便。

◎处方：补脾经、补肺经、捣小天心穴、补肾经、摩丹田、揉关元穴、按揉肾俞、脾俞，擦八髎穴、摩百会穴。

③肝经湿热证

◎治法：平肝清热。

◎处方：分手阴阳、捣小天心穴、清小肠穴、清心经、掐肝经、清肝经、清脾经、揉丹田、推箕门穴。

【按语】

（1）使患儿养成按时排尿的卫生习惯，夜间入睡后，患儿家长应定时叫醒患儿起床排尿。

（2）合理安排时间，白天不要过度疲劳，注意休息。

（3）晚餐中勿过食蛋白质及盐类，晚餐与睡眠时间间隔3小时，临睡前2小时最好不要饮水，少吃或不吃流质类食品。

（4）遗尿症必须及早治疗，如病延日久，就会妨碍儿童的身心健康，影响发育。

第五节　小儿发热

发热是指体温异常升高的一种病症，小儿十分常见，可表现于多种急、慢性疾病之中。临床上小儿发热还应与运动后、衣着过厚或饮热水等所引起的体温一时性升高相区别，后者属于正常的生理反应。

【病因病机】引起发热的原因很多，根据感邪性质的不同，可出现多种发热。

（1）外感发热：小儿形气未充，肌肤疏薄，表卫不固，加以冷热不能自调，易为外邪侵袭。肺合皮毛，主一身之表，开窍于鼻。风邪自口鼻、皮毛而入，客于肺卫，而见恶寒、发热、鼻塞等。外感发热又有感冒风寒、风热之别，但以外感风寒为多见。肺为娇脏，肺脏受邪，失于宣降，气机不利，津液停积为痰阻气道，甚则乱扰神明，引动肝风，而见挟痰、挟食、挟惊等兼证。

（2）阴虚内热：小儿先天不足或后天失调，久病累及脏腑，耗气伤阴，阴亏而火旺，火旺则阴愈亏，以致虚热不退。

（3）肺胃实热：外感不愈，内伤于肺，或他脏有病传之于肺，抑或由饮食不节，损伤脾胃，造成肺胃壅实，郁而化热。

（4）暑热：夏季小儿为暑热所伤，肌腠受灼，内侵肺胃，暑热不宣，内郁而热。

【临床表现】

（1）外感发热

◎风寒：发热，畏寒，无汗，鼻塞，流清涕，打喷嚏，喉痒，苔薄白，脉浮。

◎风热：高热，微恶寒，少汗，鼻塞，流稠涕，打喷嚏，咽喉红肿疼痛，苔薄白，脉浮数。

（2）阴虚内热：面红潮热，心烦少寐，盗汗形瘦，食少，舌红苔剥，脉细数。

（3）肺胃实热：高热面红，气急烦躁，纳呆便秘，口渴引饮，舌红苔黄，脉滑数。

（4）暑热：发热不退，气候愈热体温越高，入秋天凉则体温下降，伴有口渴、多饮、多尿、汗闭等症。

【治疗方法】

（1）外感风寒

◎治疗原则：疏风散寒，解表清热。

◎处方：开天门、推坎宫穴、揉太阳穴、揉迎香穴、清肺经、揉肺俞、拿风池穴、推三关穴、拿肩井穴、掐揉二扇门穴。

（2）外感风热

◎治疗原则：疏风清热。

◎处方：开天门、推坎宫穴、揉太阳穴、揉迎香穴、清肺经、清天河水穴、揉肺俞、拿风池穴、退六腑穴、推下天柱骨、推脊。

（3）阴虚内热

◎治疗原则：滋阴清热。

◎处方：揉二马穴、补肾经、揉涌泉穴、清板门穴、清天河水穴、清心经、清肝经。

（4）肺胃实热

◎治疗原则：清泻里热。

◎处方：清胃经、清大肠穴、清肝经、清肺经、清天河水穴、退六腑穴、推脊。

（5）暑热

◎治疗原则：清暑解热。

◎处方：开天门、推坎宫穴、揉太阳穴、清肺经、清天河水穴、退六腑穴、清板门穴、推脊、揉涌泉穴。

【按语】

（1）患儿要尽量多休息，以利病情尽快得以好转。

（2）患病期间应多饮水，饮食宜清淡且富有营养。

（3）龟息按摩对治疗本病立竿见影，两小时内退热2℃左右，积极针对原发病症进行治疗，对高热不退者应采取综合治疗措施。

第六节　小儿夜啼

夜啼是指小儿经常在夜间啼哭不眠，甚至通宵达旦。白天如常，入夜则啼哭或每夜定时啼哭者称"夜啼"。有的阵阵啼哭，哭后仍能入睡，患此症后，持续时间少则数日，多则经月，多见于新生儿及6个月内的小儿。小儿常以啼哭表达要求，痛苦、饥饿、惊恐、尿布潮湿、衣被过冷或过热等均可引起啼哭。当诉求得以满足后，啼哭可很快停止，则不属病态。

【病因病机】本病以脾寒、心热、惊骇、食积等为发病原因。

（1）小儿胎禀素弱，脾常不足，至夜阴盛。脾为阴中之至阴，若护理略有失意，寒邪内侵，脾寒乃生。夜属阴，阴盛脾寒愈盛，寒邪凝滞，气机不通，故入夜腹痛而啼。

（2）乳母平日恣食辛辣肥甘或炙煿动火之品，或服性热之药，火伏热郁，积热于内，上扰神明。至夜则阴盛而阳衰，阳衰则无力与邪热相搏，正不胜邪，则邪热乘心，而致小儿夜间烦躁啼哭。

（3）小儿神气不足，心气怯弱，如有目触异物、耳闻异声，使心神不宁、神志不安，常在梦中哭而作惊，故在夜间惊啼不寐。

（4）婴儿乳食不节，内伤脾胃，"胃不和则卧不安"，因脾胃运化失司，乳食积滞，入夜而啼。

【临床表现】

（1）脾脏虚寒：哭声低弱，时哭时止；睡喜伏卧，曲腰而啼，四肢欠温，吮乳无力，食少便溏，面色青白，唇舌淡白，舌苔薄白，脉沉细，指纹淡红。

（2）心经积热：睡喜仰卧，啼哭时哭声较响，见灯火则啼哭愈甚，烦躁不安，小便短赤，或大便秘结，面赤唇红，舌尖红，苔薄黄，脉数有力，指纹色紫。

（3）惊骇恐惧：睡中突然啼哭，如受惊恐，时作惊惕，紧偎母怀，面色乍青乍白，脉、舌多无异常变化，或夜间脉来弦数。

（4）乳食积滞：夜间阵发啼哭，脘腹胀满，呕吐乳块，大便酸臭，舌苔厚，指纹紫滞。

【治疗方法】

（1）脾脏虚寒

◎治疗原则：温中、健脾、安神。

◎处方：补脾经、推三关穴、揉外劳宫穴、摩腹、揉中脘穴、捏脊。

（2）心经积热

治疗原则：清心、导赤、安神。

处方：清心经、清小肠穴、清天河水穴、掐总筋穴、掐捣小天心穴。

（3）惊骇恐惧

◎治疗原则：镇惊、安神。

处方：推攒竹穴、推坎宫穴、揉太阳穴、清肝经、清心经、捣揉小天心穴、掐揉五指节。

（4）乳食积滞

◎治疗原则：消食、导滞、安神。

◎处方：运板门穴、顺运内八卦穴、清补脾经（先清后补）、清大肠穴、摩腹、揉中脘穴、揉天枢穴。

【按语】

（1）龟息按摩对治疗小儿夜啼疗效甚佳，尤其是6个月以内的小儿，治疗越早效果越好。

（2）进行按摩治疗时，应明确病因，审证求因，辨证按摩，方能奏效。

（3）乳母应注意勿过食寒凉及辛辣之品。

（4）小儿应养成良好的睡眠习惯，不可在大人怀中睡眠，不要通宵开启灯具。

第七节　小儿咳嗽

小儿咳嗽是常见病之一，有声无痰谓之咳，有痰无声谓之嗽，声痰俱有为咳嗽。凡以咳嗽为主要表现的病症，均属本病的范畴，本病一年四季均可发生，但以冬春居多，常因气候变化诱发，相当于现代医学的支气管炎等。

【病因病机】

（1）感受外邪：主要为感受风邪。风邪致病，首先犯肺，肺为邪侵，气机不宣，清肃失司，肺气上逆，而致咳嗽。若风夹寒邪，风寒束肺，肺气失宣，则见咳嗽频作，咽痒声重，痰色白清稀；若风夹热邪，风热犯肺，肺失清肃，则致咳嗽不爽，痰黄黏稠。

（2）痰热蕴肺：小儿肺脾虚弱，气不化津，痰易滋生。若素有食积内热，或心肝火热，或外感邪热稽留，炼液成痰，痰热相结，阻于气道，则致咳嗽痰多，痰稠色黄，不易咯出。

（3）痰湿蕴肺：小儿脾常不足，易为乳食所伤，则使脾失健运，水湿不能化生津液、水谷不能化生精微，酿为痰浊，上贮于肺，痰阻气道，肺失宣降，气机不畅，则致咳嗽痰多，痰色白而稀。

（4）肺气亏虚：小儿禀赋不足，素体虚弱者，或外感咳嗽经久不愈耗伤正气后，致使肺气亏虚，脾气虚弱，运化失司，气不布津，痰液内生，蕴于肺络，则致久咳不止，咳嗽无力。

（5）肺阴亏虚：小儿肺脏娇弱，若遇外感咳嗽，日久不愈，正虚邪恋，热伤肺津，阴津受损，阴虚生内热，热伤肺络，或阴虚生燥，而致久咳不止，干咳无痰，声音嘶哑。

本病病因虽多，但其发病机制则一，皆为肺脏受累，宣肃失司而成。外感咳嗽病起于肺，内伤咳嗽可因肺病迁延，或他脏先病，累及于肺所致。

【临床表现】

（1）外感咳嗽：分为风寒咳嗽与风热咳嗽两种。前者表现为咳嗽频作，喉痒声重，痰多稀薄，伴鼻塞流涕，恶寒无汗，发热头痛，或全身酸痛，咽喉不红肿，舌红，苔白薄，脉浮紧。后者表现为咳嗽不爽，痰黄而黏，不易咯出，鼻流浊涕，伴发热重，恶寒轻，头痛恶风，微汗出，口渴，咽喉疼痛，舌红，苔薄黄，脉浮数。

（2）内伤咳嗽：分为痰热、痰湿、气虚、阴虚等证型。痰热咳嗽表现为咳嗽痰多，色黄黏稠，难以咯出，甚则喉间痰鸣，发热口渴，烦躁不宁，尿少色黄，大便干结，舌质红，苔黄腻，脉滑数或指纹紫。痰湿咳嗽见咳嗽重浊，痰多壅盛，色白而稀，喉间痰声辘辘，胸闷纳呆，神乏困倦，舌淡红，苔白腻，脉滑。气虚咳嗽表现为咳而无力，痰白清稀，面色苍白，气短懒言，语声低微，自汗畏寒，舌淡嫩，边有齿痕，脉细无力。阴虚咳嗽多见干咳无痰，或痰少而黏，或痰中带血，不易咯出，口渴咽干，喉痒，声音嘶哑，午后潮热或手足心热，舌红少苔，脉细数。

【辅助检查】血常规、痰培养、胸部CT可辅助本病的诊断。

【治疗方法】

（1）风寒咳嗽

◎治疗原则：发汗解表，宣肺止咳。

◎处方：开天门、推坎宫穴、擦膻中穴、擦肺俞、搓摩胁肋、清肺经、揉太阳穴、揉耳后高骨、揉一窝风穴、揉掌小横纹穴、推三关穴。

（2）风热咳嗽

◎治疗原则：疏风解表，清热止咳。

◎处方：开天门、推坎宫穴、揉太阳穴、揉耳后高骨、擦膻中穴、擦肺俞、搓摩胁肋、推四横纹穴、清肺经、清肝经、清天河水穴。

（3）痰热咳嗽

◎治疗原则：清热化痰，宣肺止咳。

◎处方：揉掌小横纹穴、清肺经、清天河水穴、退六腑穴、擦膻中穴、擦肺俞、搓摩胁肋、运内八卦穴、推四横纹穴。

（4）痰湿咳嗽

◎治疗原则：化痰燥湿，宣肺止咳。

◎处方：清肺经、清胃经、补脾经、推四横纹穴、揉中脘穴、揉脾俞、擦膻中穴、擦肺俞、搓摩胁肋、揉足三里穴、捏脊。

（5）气虚咳嗽

◎治疗原则：健脾益气，补肺止咳。

◎处方：补肾经、补脾经、推三关穴、揉外劳宫穴、推四横纹穴、补肺经、运内八卦穴、擦膻中穴、擦肺俞、捏脊。

（6）阴虚咳嗽

◎治疗原则：滋阴润燥，清热止咳。

◎处方：补肺经、揉涌泉穴、补肾经、分手阴阳、擦膻中穴、擦肺俞、搓摩胁肋、揉二马穴。

【按语】

（1）经常到户外活动，加强锻炼，增强小儿抗病能力。

（2）避免感受风邪，积极预防感冒。

（3）注意休息，患儿咳嗽重可影响睡眠，应保持室内安静，保证充足的睡眠。

（4）经常变换体位及拍打背部，以促进痰液的排出。

（5）饮食应给予易消化、富含营养之食品。婴幼儿尽量不改变原有的喂养方法，咳嗽时应停止喂哺或进食，以防食物呛入气管。年长儿饮食宜清淡，不给辛辣、炒香、油腻食物，少给生冷、过甜、过硬之品。

第八节　小儿便秘

便秘是指大便秘结不通，排便间隔时间延长，或虽不延长而排便困难的一种病症。它是儿科临床常见的症候，一年四季均可发病。由于粪质坚硬难排，排便时用力过度，常致肛门疼痛，甚则损伤肠道或致肛裂，大便见鲜血，重者见脱肛。本病日渐多发，更是引发小儿发热、咳嗽、疳症等多种疾病的主要诱因之一，须予以重视。

【病因病机】《儒门事亲》中云："胃为水谷之海，日受其新以易其陈，一日一便，乃常度也。"《黄帝内经·素问·灵兰秘典论篇第八》中云："大肠者，传道之官，变化出焉。"故饮食入胃，经胃之腐熟，脾之运化、吸收后，糟粕则由大肠传送而出，成为大便，整个过程需 24 ~ 48 小时，便秘的形成，主要在于大肠传导功能失常。其病因病机主要有以下两种。

（1）肠胃积热：素体阳盛，复饮食不节，过食辛热厚味，或误服药石致热毒内盛，或热病后余热留恋，或肺燥肺热下移大肠，致胃肠积热，耗伤津液，以致肠道干涩燥结，大便秘结，难于排出。

（2）气血阴津亏虚：先天不足，身体虚弱，或病后体虚，气血亏损，或喜冷饮，过服凉茶，致中阳不振，脾虚不运，或病中过寒、过汗、过利、过燥，损伤气阴。气虚则大肠传送无力，血虚则津少不能滋润大肠，以致大便排出困难。

【临床表现】

（1）实秘：大便干结，面赤身热，口臭唇赤，小便短赤，胸胁痞满，纳食减少，腹部胀痛，苔黄燥，指纹色紫。

（2）虚秘：大便努挣难下，面白无华，神疲气怯，形瘦乏力，舌淡苔薄，指纹色淡。

【辅助检查】血常规、肠镜等检查可辅助本病治疗。

【治疗方法】

（1）实秘

◎治疗原则：顺气行滞，清热通便。

◎处方：清大肠穴、运内八卦穴、按揉膊阳池穴、退六腑穴、摩腹、搓摩胁肋、揉天枢穴、推下七节骨、按揉足三里穴。

◎辨证施治：

面赤身热者，清脾胃经、清天河水穴；

脘腹胀满者，推四横纹穴、揉中脘穴；

呕吐者，由横纹穴推向板门穴。

（2）虚秘

◎治疗原则：益气养血，滋阴润燥。

◎处方：补脾经、清大肠穴、推三关穴、揉二马穴、按揉膊阳池穴、揉肾俞、捏脊、按揉足三里穴。

◎辨证施治：

神疲、纳差腹胀者，揉板门穴、揉中脘穴、摩腹、揉脐、揉脾俞、揉胃俞；

腹痛者，揉外劳宫穴。

【按语】

养成按时排便习惯，宜食富含纤维素的蔬菜，避免过食辛辣、凉茶及冷饮等易伤脾胃之食物。

第九节　小儿呕吐

呕吐是指食物或痰涎等由胃中上逆而出的病症，乃胃失和，气逆于上所致。呕吐是临床上小儿常见的症状，发病无年龄及季节限制，但临床以婴幼儿和夏、秋季为多见。本病可见于现代医学多种疾病，如消化功能紊乱、急慢性胃炎、胰腺炎、肝炎、肠梗阻或颅脑疾患等而影响胃肠功能时，均可发生呕吐。此外，小儿乳后有少量乳汁倒流口腔，从口角溢出，此称为溢乳，为胃脏娇嫩，贲门松弛，吸入过多空气，或喂乳过多过急所致，属喂养不当，不属于病态，改进喂养方式，或随着年龄增长，可逐渐自愈。

【病因病机】

（1）外邪犯胃：由于感受风寒暑湿火热之邪或秽浊之气，侵扰及胃，使胃失和降，水谷随气逆而上发为呕吐。正如《古今医统大全·呕吐哕门》中云："无病之人，卒然而呕吐，定是邪客胃腑。在长夏，暑邪所干；在秋冬，风寒所犯。"

（2）饮食所伤：由于小儿哺养不当，乳食过多，或乳母平素喜食寒凉生冷或辛辣之品，儿饮其乳，脾胃受寒或有积热；较大儿童饮食不节，温凉失调，饥饱无常，或因恣食生冷、油腻、辛热及不洁食物，食滞不化，伤及胃腑，胃气不能下降，上逆为呕吐。

（3）跌仆惊恐：小儿神气怯弱，若骤见异物，暴受惊恐，惊则气乱，恐则气下，气机逆乱，肝胆之气横逆犯胃，胃气失和，气逆而上，发为呕吐。

【临床表现】

（1）寒吐：饮食稍多即吐，时作时止，吐物酸臭不堪，面色苍白，四肢欠温，腹痛喜暖，大便溏薄，舌淡，苔薄白，指纹色红。

（2）热吐：食入即吐，呕吐物酸臭，身热口渴，烦躁不安，大便臭秽或秘结，小便黄赤。唇舌红而干，苔黄腻，指纹青紫。

（3）伤食吐：呕吐酸馊频繁，口气臭秽，胸闷厌食，肚腹胀痛，大便酸臭，或溏或秘，苔厚腻，脉滑实。

（4）惊恐吐：受惊后呕吐暴作，或频吐清涎，神态紧张，昼则惊惕，夜卧不宁，舌根青，指纹青，脉乍数。

【治疗方法】

（1）寒吐

◎治疗原则：温中散寒，和胃降逆。

◎处方：补脾经、由横纹穴推向板门穴、揉外劳宫穴、推三关穴、推天柱骨、揉中脘穴。

◎辨证施治：

呕吐频作者，运内八卦穴、推中脘穴、揉胃俞；

腹痛明显者，摩腹、拿肚角穴；

腹痛绵绵、大便稀溏者，摩腹、揉脐、揉龟尾穴。

（2）热吐

◎治疗原则：清热和胃，降逆止呕。

◎处方：清脾经、清胃经、清大肠穴、运内八卦穴、由横纹穴推向板门穴、退六腑穴、推天柱骨、推下七节骨。

◎辨证施治：

呕吐物酸臭者，摩中脘穴、分推腹阴阳；

烦躁易哭、夜卧不宁者，清心经、清肝经、掐揉四横纹穴、揉小天心穴、清天河水穴；

伴五心烦热、口干等虚热症状者，运内劳宫穴。

（3）伤食吐

◎治疗原则：消食导滞，和中降逆。

◎处方：清脾经、清胃经、揉板门穴、由横纹穴推向板门穴、运内八卦穴、揉中脘穴、分推腹阴阳、按揉足三里穴。

◎辨证施治：

呕吐较频者，推天柱骨；

伴身热、烦躁者，清心经、清肝经、掐揉四横纹穴；

大便干结难排者，清大肠穴、揉天枢穴、推下七节骨。

（4）惊恐吐

◎治疗原则：镇惊止吐。

◎处方：清肝经、掐揉五指节、揉小天心穴、分手阴阳、运内八卦穴、由横纹穴推向板门穴、揉右端正穴、推天柱骨。

◎辨证施治：呕吐物酸臭或夹未消化食物者，揉中脘穴、推中脘穴。

【按语】

（1）龟息按摩对治疗本病，一般预后良好，但若呕吐严重，可使患儿呈呼吸暂停的窒息状态，如护理不当、呕吐物吸入、可继发吸入性肺炎等呼吸道病变，反复呕吐又可导致脱水、酸中毒等，此时应配合中西医疗法进行综合治疗并结合病因进行及时、积极地治疗。

（2）注意饮食。呕吐轻者，可进食易消化的流质或半流质食物，宜量少多次进食。呕吐较重者可暂予禁食，病情好转后恢复进食。

（3）哺乳时不宜过急，以防吞进空气；哺乳后需抱正小儿身体，轻拍其背部以排出吸入的空气，以免诱发呕吐。

第十节 小儿腹痛

腹痛是指以胃脘以下、脐周及耻骨以上部位疼痛为主要症状，是临床上小儿时期常见的一种病症。本病可发生于任何年龄及季节，可由多种疾病引起，临床上大致分为内科性与外科性疾病两大类，尤以再发性腹痛（又称肠痉挛或肠绞痛）为多见。腹痛情况十分复杂，这里主要指的是由腹部中寒、乳食积滞所引起的腹痛绞痛而言，对各种器质性疾病引起的腹痛，应在明确疾病诊断给予相关治疗基础上，结合按摩以综合治疗。

【病因病机】

（1）感受外邪：由于气候突然变化，或护理不当，小儿腹部为风寒冷气所侵。寒主收引，性凝不散，搏结肠间，以致气机阻滞，不通则痛。

（2）乳食积滞：由乳食不节，暴饮暴食，或恣食生冷食物，停滞中焦，气机受阻，而致腹痛。

（3）虫积：由感染蛔虫，扰动肠中，或窜行胆道，或虫多而扭结成团，阻止气机而致气滞作痛。

（4）滞留：气血不足以温养而致腹痛。

【临床表现】

（1）寒痛：腹痛急暴，哭叫不安，常在受凉或饮食生冷后发生，遇冷更甚，得热较舒，面色青白，或兼大便清稀，舌淡，苔白滑，指纹色红。

（2）伤食痛：腹部胀满，疼痛拒按，厌食，嗳腐吞酸，恶心呕吐，矢气频作，腹泻或便秘，苔厚腻，脉滑。

（3）虫痛：腹痛突然发作，以脐周为甚，时发时止，有时可在腹部摸到蠕动之块状物，时隐时现，有便虫病史，小儿消瘦，食欲不佳，或嗜食异物；如蛔虫窜行胆道则痛如钻顶，时发时止，伴见呕吐。

（4）虚寒腹痛：腹痛隐隐，喜温喜按，面色萎黄，形体消瘦，食欲缺乏，易发腹泻，舌淡，苔薄，指纹色淡。

【治疗方法】

（1）寒痛

◎治疗原则：温中散寒，理气止痛。

◎处方：补脾经、揉外劳宫穴、掐揉一窝风穴、推三关穴、摩腹、拿肚角穴。

◎辨证施治：

伴恶寒头痛者，开天门、推坎宫穴、揉太阳穴、拿风池穴、掐揉二扇门穴；

呕吐者，推天柱骨、揉中脘穴；

大便稀溏者，揉脐、揉龟尾穴。

（2）伤食痛

◎治疗原则：消食导滞，和中止痛。

◎处方：清脾经、清胃经、清大肠穴、揉板门穴、运内八卦穴、揉中脘穴、揉天枢穴、分推腹阴阳、拿肚角穴。

◎辨证施治：

呕吐者，推天柱骨、由横纹穴推向板门穴；

食积化热者，症见大便秘结，烦躁不安，潮热口渴；

手足心热者，退六腑穴、清天河水穴；

腹胀甚者，按弦走搓摩；

兼感寒者，开天门、推坎宫穴、揉太阳穴。

（3）虫痛

◎治疗原则：温中行气，安蛔止痛。

处方：揉一窝风穴、揉外劳宫穴、推三关穴、摩腹、揉脐。

◎辨证施治：腹痛难忍者，揉肝俞、揉胆俞，或揉背部压痛点，拿肚角穴。

（4）虚寒腹痛

◎治疗原则：温补脾肾，益气止痛。

◎处方：补脾经、补肾经、推三关穴、揉外劳宫穴、揉中脘穴、揉脐、按揉足三里穴。

◎辨证施治：

食少神疲、气血不足者，揉脾俞、揉胃俞、捏脊；

腹痛甚者，揉一窝风穴；

手足清冷、呕吐清涎者，由横纹穴推向板门穴、推天柱骨。

【按语】

（1）腹痛持续不减或渐加剧烈者，应密切观察病情变化，配合相关辅助检查，以尽早明确诊断，采取有效治疗措施。

（2）注意腹部保暖，避免寒邪入腹。

（3）注意饮食调护，乳贵有时，食贵有节，生冷瓜果、辛辣肥甘厚味摄入需慎。

下 篇

保 健 篇

第七章　人体重要部位的保健手法

　　龟息按摩的一般顺序为：从肩颈、前额、眉宇、头部开始，再到前胸、腹部、双腿前面（伸侧），最后是背部、腰骶、双腿后面（屈侧）。在操作过程中要根据具体情况选择施术顺序。

第一节　头部

　　头为十二经络的诸阳经汇聚之处。百脉所通，系一身之主宰，对控制和调节人体的生命活动起着极其重要的主导作用。龟息按摩有其一整套头部按摩的理论和实践经验。按摩头部，可以起到促进清阳上升、百脉调和、清醒头脑、聪耳明目的作用，同时还能改善脑部的血液循环，提高大脑的摄氧量，有益于大脑皮质的功能调节，重新获得充足的养分。头部按摩适用于防治神经衰弱、高血压、面神经麻痹、伤风感冒、失眠多梦、耳聋耳鸣、头痛头晕、紧张焦虑、疲劳健忘等症状和疾病。对于各种原因引起的头痛，龟息按摩治疗效果尤为突出。

　　【操作步骤】

　　第一步：患者取坐位，医者站立于患者后方，依次按摩攒竹穴、鱼腰穴、丝竹空穴，约2分钟。

◎操作要领：两手中指用摩法，以攒竹穴为开始，沿眉毛向两侧摩擦划动，再回到攒竹穴，周而复始，重复操作。

◎取穴方法：攒竹穴在面部，眉头凹陷中，眶上切际处；

鱼腰穴位于额部，瞳孔直上，眉毛正中；

丝竹空穴在眉梢凹陷处。

第二步：用双指指摩揉法按摩头顶部、颞部，约15分钟。

◎操作要领：手法吸定、轻柔、均匀，手腕放松，手肘保持一定紧张度。

第三步：点按风池穴，各1~2分钟。

◎操作要领：双手大拇指指腹接触风池穴，手指、手腕保持紧张度，其余四指放松。由轻到重，再由重到轻，均匀按压。

◎取穴方法：风池穴位于颈部，当枕骨之下，与风府穴相平，胸锁乳突肌与斜方肌上端之间的凹陷处。

【施功后感受】

在龟息按摩治疗的过程中，伤风感冒的头痛会戛然而止，病人的高血压会有一定程度的降低，紧张焦虑的状态得到缓解或消除，神经衰弱、失眠多梦、疲劳健忘的症状也会在一次次的治疗过程中逐步好转。

【施功间隔建议】

轻度患者：1次治疗。

中度患者：1个疗程（10次）。

重度患者：3~5个疗程。

第二节　肩颈部

肩颈是大脑与躯干的连接处，就像人体的十字路口。颈椎分为七节，主控人体的八对神经。颈椎是脊柱椎骨中体积最小，但灵活性最大、活动频率最高、负重较大的节段。

【操作步骤】

第一步：患者取坐位，医者站于患者背后两拳位置，用掌摩揉法施术于患者大椎穴5分钟。

◎操作要领：用食指、中指和无名指三指面顺时针轻揉患者大椎穴，并向外延伸一掌距离抚摩5分钟。然后，以鱼际着力，顺时针轻揉大椎穴向外5分钟。大椎为督脉经穴并联通三阳经，由于邪气大多是从大椎处入侵人体后上浮于头面部，所以先按揉大椎穴以开窍醒神，使邪有出路。

◎取穴方法：取定穴位时患者正坐低头，该穴位于人体的颈部下端，第七颈椎棘突下凹陷处。若突起骨不太明显，让患者活动颈部，不动的骨节为第一胸椎，约与肩平齐。

第二步：以拿捏法放松双侧颈部斜方肌及点按风池穴，共15分钟。

◎操作要领：先用大拇指与其他四指着力，对风池穴进行有节律的提拿揉捏5分钟，用力要由轻到重，再由重到轻。然后沿风池穴自上而下、自下而上反复放松颈部斜方肌5分钟。指捏软组织时，指骨间关节尽量伸直，以增加手法的接触面积。边挤捏边沿肢体纵轴方向移动。风池穴内物质为脑空穴传来的水湿之气，至本穴后，因受外部之热，水湿之气胀散并化为阳热风气疏散于头颈各部，按揉风池穴及放松颈部斜方肌可有效地壮阳益气，缓解疼痛和紧张。

◎取穴方法：风池穴位于颈部，当枕骨之下，与风府穴相平，胸锁乳突肌与斜方肌上端之间的凹陷处。

第三步：医者站于患者侧面，以点揉法放松其双侧肩部斜方肌及肩井穴，共10分钟。

◎操作要领：先用拇指端垂直用力向下按压肩井穴5分钟，力量由轻到重，平稳持续。然后双手用鱼际着力，由中间向两侧、两侧向中间反复放松双侧肩部斜方肌10分钟。胆经的地部水液由肩井穴此流入地之地部，即风湿邪气经此穴输入肩颈部，从而导致不适，按揉肩井穴及肩部斜方肌可疏导水液、排湿散风。

◎取穴方法：肩井穴在大椎与肩峰端连线的中点上，前直对乳中。

第四步：患者取俯卧位，医者于患者头顶面向患者取坐位，施掌摩揉法于患者项纵韧带，放松局部以收式。

【施功后感受】

施术30分钟后，病人会明显感觉轻松，颈背疼痛和压迫症状改善尤为突出，麻木乏力的肢体变得有劲了。由于对下肢压迫的缓解，病人行走困难的症状有所好转。头晕、恶心的感觉减轻。继续坚持一个疗程（10次治疗）后，病人的各种症状就能基本或完全消除。

【施功间隔建议】

轻度患者：每隔一天进行一次，超过24小时后方可进行第二次操作。

中度患者：每天一次。

重度患者：每6小时一次。

第三节　背部

背部是以脊椎为中心的整个人体的全息缩影，人体的五脏六腑均可在背部找到相应的反射区，所以有"身体好不好，一看后背就知道"的说法。如背上部对应肺和心脏，背下部对应脾、胃、肝、胆，腰部对应肾、膀胱、大肠和小肠。背部健康与否，往往直接反映着脏腑是否正常运转。

（1）大椎突出、色素沉着，说明人的肩颈经络不通，脑部供血不足，往往有肩周炎和头晕头痛等症。

（2）肺区的毛孔粗大、色素沉着，代表人的肺功能减弱，往往有胸闷气短、鼻炎、咽炎等症。

（3）心区的毛孔粗大、色素沉着，往往会发生心慌气短、心律失常等心血管疾病。

（4）肝区明显凸起，表明人的肝火旺、心情抑郁或脾气暴躁，往往出现头痛、口苦、目赤干涩、后背发沉、手脚冰凉和月经不调等症。同时容易产生因肝脏的解毒功能差而引发的酒精肝、脂肪肝和胆石症等。

（5）脾区有结节、肿胀，往往表现出胃口不好、胃火或胃寒、口臭、胃胀胃疼、嗳气反酸、肌肉松弛和皮下瘀斑等症。

（6）肾区发黑、色素沉着，表示肾气不足，往往出现浮肿、脱发、腰酸背痛、手脚冰凉、记忆力减退、睡眠差、夜尿频繁、妇科疾病、性冷淡，以及不孕不育等症。

（7）生殖区八髎穴突出、发青、发黑、长痘，往往出现内分泌失调、宫寒不孕、月经不调、崩漏带下等妇科疾患。

【操作步骤】

由于从头到脚的疾病都会在背部体现，所以在龟息按摩治疗中，背部的按摩是一个重要的步骤。本节主要介绍龟息按摩背部疾病的基础手法，根据病人的年龄、病因、症状和发病时间长短，龟息按摩治疗会有所侧重、有所调整。

第一步：患者取俯卧位，医者立于患者左侧，用掌根揉法，从肩井穴自上而下匀速揉至髂后上棘，重复8次，约8分钟。

◎操作要领：医者肘部和肩部放松，腕部保持一定紧张度，掌根吸定且均匀地按摩背部。

◎掌根揉法作用：开郁散结、发汗解表。

第二步：用掌根揉法，从大椎穴从上而下沿脊柱揉至第五腰椎底，揉至局部皮肤微微发热。

◎操作要领：医者肘部和肩部放松，腕部保持一定紧张度，掌根吸定且均匀地按摩背部。

◎掌根揉法作用：开郁散结、发汗解表。

第三步：用单手食指和中指分别置于脊椎棘突左右两侧，用指腹自上而下反复搓揉，约3分钟。在操作过程中，医者应手指紧张，手腕放松，不可用力过猛，动作吸定、均匀。

【施功后感受】

对于痛性疾病，比如头痛、肩周炎、胃疼等，一次治疗症状就能改善或消除。

对于心肺、脾胃功能差的病人，3～5次治疗就能有所改善。

对于肾病综合征、肌酐明显增高的病人，一个疗程治疗后症状和生化检查都会明显好转。

对于老年人、脏腑功能衰退的病人，2～3个疗程后会产生精神状态好转、体力增强、食欲和体重增加的效果。

【施功间隔建议】

轻度患者：1次治疗。

中度患者：1个疗程（10次）。

重度患者：3～5个疗程。

第四节　腹部

人体腹部为"五脏六腑之宫城，阴阳气血之发源"。腹部有脾胃等人体重要的器官。脾胃为人体后天之本。胃所受纳的水谷精微，能维持人体正常的生理功能。脾胃又是人体气机升降的枢纽，只有升清降浊，方能气化正常。因此，腹部按摩对身体的好处很多，既可防病治病，又是健康养生的方法之一。龟息按摩极为重视腹部的按摩治疗，适用于胃炎、胃溃疡、肝胆系统疾病、妇科炎症、腹腔粘连、腹泻便秘、入睡困难、高血压、脑血管疾病、动脉硬化患者，以及肥胖人群。

（1）按摩腹部可通和上下，分理阴阳，去旧生新，充实五脏，祛外感之诸邪，清内生之百症。

（2）按摩腹部可增加腹肌和胃肠平滑肌的血流量，增加胃肠内壁肌肉的张力及改善淋巴系统功能，使胃肠等脏器的分泌功能活跃，从而加强对食物的消化、吸收和排泄，明显地改善大小肠的蠕动功能。

（3）按摩腹部可以使胃肠道黏膜释放大量的前列腺素，能有效地防止胃酸分泌过多。

（4）按摩腹部可使腹壁毛细血管畅通，促进脂肪消耗，减少腹部脂肪的堆积。

（5）按摩腹部有利于人体保持精神愉悦。

（6）按摩腹部能平息肝火，使血脉流通。

【操作步骤】

本节主要介绍龟息按摩腹部的基础手法，根据病人的症状、临床诊断、寒热虚实和身体状况，龟息按摩治疗会有所侧重、有所调整。

第一步：患者取仰卧位，医者立于患者右侧，以掌摩揉法，从胃脘部至下腹部，缓慢移动，同时根据辨证取顺时针或逆时针方向吸定且均匀旋转按摩，约15分钟。

◎操作要领：根据辨证调整力度、方向及频率，手法轻柔、吸定、渗透。

◎掌摩揉法作用：宽胸理气、温经散寒。

第二步：在肚脐周围用拿法，约10分钟。

◎操作要领：切不可拿皮，拿捏力度及深度要渗透于脏腑中。

◎拿法作用：增强脏腑功能，顺畅气血。

第三步：点揉中脘、气海、关元、天枢等腹部腧穴，各30秒。

◎操作要领：用拇指指腹或中指指腹接触，接触手指、手腕保持紧张度。

◎点法作用：对局部渗透力强，点穴时可代替针灸作用。

【施功后感受】

经过龟息按摩，病人严重的胃部症状，比如反酸、嗳气和胃疼、肝胆区的右上腹疼痛，以及下腹部疼痛不适的感觉会逐步消除，血脉的畅通还使病人面色红润。高血压、脑动脉硬化的病人会感觉神清气爽、头脑清楚。病人入睡快了，睡眠质量提高。肥胖病人的改善尤为明显。

【施功间隔建议】

轻度患者：1次治疗。

中度患者：1个疗程（10次）。

重度患者：3~5个疗程。

【操作实例】

针对胃肠部不适的简易按摩手法。

第一步：患者取仰卧位，医者立于患者右侧，以掌摩揉法，从胃脘部至下腹部，缓慢移动；同时医者用左手掌根摩法按摩患者肝区、脾区、胃脘，起到疏肝健脾、和胃止痛的作用，约20分钟。

第二步：患者取俯卧位，医者推揉患者背部两侧膀胱经，用拿法沿脊柱自上而下缓慢均匀地拿捏，以增强脏腑功能，顺畅气血。

第三步：点揉中脘、气海、关元、天枢等腹部腧穴，各30秒。

第五节　腰部

"腰者，肾之府邸也。"人体腰背脊柱有督脉贯穿正中，督脉有总督一身阳经的作用，十二正经中的手、足三阳经脉均汇于督脉，故称"阳脉之海"。腰为肾之府，是人体躯干的枢纽，对全身的负重、运动平衡起到很大的作用。

龟息按摩通过调理机体气血阴阳、舒筋通络、促进腰部血液和淋巴液循环、改善皮肤和肌肉的血液供应、消除腰肌疲劳、缓解腰肌痉挛，达到缓解病痛的作用。还可用于治疗肾虚所致的腰酸背痛、阳痿、遗精、带下、腰肌劳损、腰椎骨质增生及妇女月经不调和盆腔脏器的疾患。另外，腰椎间盘突出症、腰部急性扭伤或慢性劳损患者，也可通过龟息按摩康复，其机理在于用解痉、调整、通络的手法达到益气养血、促化瘀滞的作用。腰部常见疾病有以下几种。

（1）腰椎疾病：急性腰扭伤、腰椎间盘突出症、椎管狭窄、腰椎骨质增生、腰肌劳损、强直性脊柱炎等。

（2）肾脏疾病：肾结石、肾炎、肾积水、肾囊肿、肾病综合征等。

（3）男科疾病：阳痿、遗精、早泄、不育等。

（4）妇科疾病：月经不调、崩漏带下、宫寒不孕等。

腰部疾病的症状有：腰背疼痛、腹部疼痛、大脚趾麻木、腿疼、脊柱侧弯、浮肿、乏力、面色苍黄、形寒肢冷等。

【操作步骤】

第一步：患者取俯卧位，在腰椎突出部位下垫枕头或软垫，将突出部位垫高，让椎体呈拉开趋势，医者对其局部用掌摩揉法，以居中向四周疏散，再从四周向居中聚合，从轻至重按摩15～20分钟。

◎操作要领：动作由轻至重，操作频率均匀，移动缓慢。

◎掌摩揉法作用：疏散风寒、活血散瘀、理气松肌。

第二步：去除患者腹下软垫，使患者俯卧在治疗床上，医者用点揉法、按法于背阔肌腰段以舒筋活络约10分钟。

◎操作要领：垂直用力、固定不移、由轻到重、稳而持续。

◎点揉法、按法作用：理筋复正、调和气血。

第三步：点按足三里、委中、承山、承筋等穴。

◎操作要领：用拇指指腹接触，手指、手腕保持紧张度，其余四指放松。

◎点法作用：点穴开筋、补泻经气、通经活络。

【施功后感受】

龟息按摩擅长治疗慢性肾炎等肾脏疾病，以及腰肌扭伤、劳损等常见疾病，缓解疼痛的效果尤为明显。

对于急性腰扭伤等痛性疾病，一次手法治疗就可有效缓解疼痛感。

对于腰肌劳损、腰椎骨质增生等骨性疾病，经过5～10次治疗，症状即可明显减轻。

肾脏疾病治疗1～2个疗程后，病人的精神状态明显改善。

男科和妇科疾病经2～3个疗程后，由于气血运行旺盛，病人的气色好转，面色红润光泽，原有症状得到改善。

【施功间隔建议】

疼痛患者：1次治疗。

慢性骨病、肾病、男科和妇科患者：2～3个疗程（10次）。

重度上述疾病患者：3～5个疗程。

第六节　四肢

根据中医理论，人体的经络畅通、气血调和，有助于提高自身免疫力，防治各种常见病。而按摩四肢具有通经活络、解痉止痛、行气活血、增进代谢和解除病痛的功效。人体的四肢有12条经络，200多个穴位遍布其上。在肢体上循经点穴地按摩，可以起到以下作用。

（1）防病健身，增强四肢及关节的力量。

（2）做运动前后的放松，消除疲劳。

（3）治疗脑发育不全和脑血管病后遗症。

（4）治疗各种原因引起的骨关节病和骨伤。

（5）治疗高血压、高血糖和高血脂等慢性疾病。

（6）促进静脉的血液回流，增加回心血量。

（7）改善动脉硬化，预防脑梗、心肌梗死和阿尔茨海默病。

（8）强化和提高胃肠及肝肾功能。

（9）促进新陈代谢，改善下肢浮肿。

在四肢的施功按摩上，龟息按摩特别擅长治疗婴幼儿的脑发育不全、脑血管病后遗症、跌打损伤等骨骼和软组织损伤的疾患。在保健强身、舒适放松方面也有其独到的手法和很好的效果。在按摩四肢的同时，疗效可以体现在心脑部位和脏腑器官。

【操作步骤】

本节主要介绍龟息按摩四肢的基础手法，根据病人的年龄、病因、症状和发病时间的长短，龟息按摩在手法和按摩部位上会有所不同。

1. 上肢手法

第一步：患者取坐位，医者立于患者后方或患侧，用拿捏法以从肩部到腕部的顺序进行治疗，约10分钟。

◎操作要领：医者手部放松，保持患者受力方向与手臂肌肉走向方向一致。

◎拿捏法作用：疏通经络、顺畅气血。

第二步：用掌揉法分别作用于三角肌前束、中束、后束，约10分钟。

◎操作要领：上肢完全放松，掌跟吸定于患者受力部位，用力要均匀、柔和，切忌暴力。

◎掌揉法作用：活血散瘀、解痉散结。

第三步：点按肩髃、肩髎、肩贞、曲池、手三里、内关、外关等穴，各15秒。

◎操作要领：拇指或食指指腹着力，指部和腕部保持一定的紧张度，其余手指均放松。

◎点法作用：受力面积小，渗透力强，用手指代替针刺起到通经活血、理气解郁、增加上肢灵活性的作用。

2. 下肢手法

第一步：患者取仰卧位，医者立于患者右侧，用拿捏法以从患者髋关节至踝关节的顺序依次进行治疗，约10分钟。

◎操作要领：前臂放松，手掌空虚，手指拿捏方向与下肢骨骼方向垂直。

◎拿捏法作用：止痛开窍、开导闭塞、消除疲劳。

第二步：医者扣掌掌心揉膝盖左右，各约10分钟。

◎操作要领：用力轻柔、频率均匀，作用力度由轻到重，再到轻。

◎揉法作用：温经散寒、活血化瘀、消肿止痛。

第三步：点按风市、足三里、上巨虚、下巨虚、中都和三阴交等穴。

◎操作要领：拇指指腹受力，手指、手腕保持一定紧张度，其余四指均放松。

◎点法作用：点穴开筋、补泻经气、解除痉挛。

【施功后感受】

在骨伤的治疗方面，比如摔伤、崴脚造成的皮下淤血、软组织损伤、水肿等，龟息按摩有手到病除的功效。第一次治疗就会有明显效果，继续治疗1~2次就可痊愈。做放松和保健的按摩后，人们马上感觉全身轻松、精神愉悦。

胃肠、肝肾功能损伤的病人，进行2~3次治疗显效，表现为胃肠症状改善，进食量增加，胃疼、反酸和嗳气等症状缓解。

对于慢性疾病，如脑血管病后遗症，进行3~5次治疗后，病人的活动变得灵活。

"三高"和动脉硬化的病人，接受1~2个疗程（10次为1疗程）的治疗后，血压、血糖和血脂较前降低且稳定。

【施功间隔建议】

骨伤病人：1~3次治疗。

胃肠、肝胆病人：2~3个疗程。

小儿先天畸形、脑血管病后遗症、"三高"和脑动脉硬化的病人：5个以上疗程。

第八章 龟息按摩功法

第一节 概说

按摩练功，是以提高按摩技能和临床治疗效果为目的的锻炼方法，也是中医按摩学的重要组成部分。

按摩功法是按摩专业者在自身工作中，从实践到意识，逐渐产生、发展、完善而成的。按摩练功可以提高按摩临床治疗的效果，避免按摩专业者自身的筋肉损伤与疲劳。按摩操作的力，不是蛮力而是柔力，这种力需要按摩者通过后天的按摩功法练习、内外兼修来达到。

一、全面锻炼，提高素质

按摩工作的性质，是医师以主动的方式采用各种手法帮助患者进行被动运动而达到治疗目的。为达目的，按摩医师必须具备良好的身体素质和指力、臂力及腰腿的力量，这也就需要一个自我锻炼的过程。按摩练功时选取的徒手练功方法，如易筋经和少林内功等对人体素质和力量的提高十分明显，且针对性强。如徒手练功法中，首先强调步势、裆势，要求通过下肢的各种屈曲、起伏动作，使下肢肌肉、韧带以及腹肌、腰肌、背肌都得到一个全面的锻炼。长期练习可使下肢肌肉充实，力量大增，这正如练功家们所谓的"筑其基、壮其体"之说。有了扎实而坚强的下肢力量，是练功顺利进行的良好基础。

徒手练功法中还有许多以运掌为主的动作基础，掌从胁肋下推出，徐徐发力，两手起落多有回旋翻转，使前臂肌肉产生一个拧转裹抱的过程，形成拧劲、螺旋劲等，通过各部肌肉的伸展收缩、相互争衡，从而使指掌、上肢肌肉力量得到更大的锻炼。

二、积精养气，培蓄"内劲"

根据中医气血学说，气是生命之本，人体四肢百骸、五脏六腑无不赖于经脉运行之气血以充养，这样才能维持正常生命活动，而气血畅旺者，身体强盛。按摩临床工作的特殊性质，要求按摩医务人员具有"阴平阳秘"的健康状态。所以按摩练功法中强调蓄养气机，充实精血，而要达到这种良好的生理机能状态，则需经过诸如按摩练功的"外练筋骨皮，内练一口气"，以及"呼吸精气，独立守神，肌肉若一"的锻炼过程。进行这些锻炼时，由于高度的意念活动，可有效地促使转化人体"精、气、血"，提高其功能和质量，进而"以意领气，以气贯力"，使人体产生所谓的"内劲"。这种"内劲"的产生，是人体功能态的最好发挥，不仅有益自身的生命机能，还可以在对他人进行按摩治疗时产生积极的康复作用。

三、医练结合，增强疗效

古人云："上工治未病，下工治已病。"按摩临床工作中，正是恪守了这一说法，不仅重视对疾病的治疗，更重视预防疾病的发生和发展，这在按摩练功法中亦有很好的体现。按摩练功法中的一些动作，很适合患者练习，有利于消除疾病，练习功法是一种扶正祛邪和调动患者积极性的好方法。如少林内功练功法中"前推八匹马、倒拉九头牛"动作，两手自胁肋两侧前推出，使气机蓄行出于中焦，故能健脾和胃，改善胃肠功能，使摄纳增加、化生有源、气血充沛；"凤凰展翅"动作，两臂横向两侧展开，使胸廓扩张，上焦气机得以舒展，可有宽胸利气、平肝健肺的作用，并因而调整了气机，使亢逆之肝阳下降，故能防治高血压、眩晕等疾病；"两手托天""霸王举鼎"动作，两掌向上推出，引清阳之气上行颠顶，荣养脑髓，能防治头昏、失眠之类疾病。另外，按摩练功过程中，各种徒手功法锻炼，都强调一定的下肢动作，要求下肢运用"霸力"（即用足力气，以五趾抓地、足跟踏实、下肢挺直、两股用力），使下焦气机畅旺，以健肾壮腰，故对泌尿系统、生殖系统疾病有着防治作用。其他各种练功动作包含了对颈、肩、腰、背等关节及肢体的活动锻炼，既使这些部位功能、肌肉力量有所改善，又能防治这些部位的常见病、多发病。

四、按摩练功的作用

"练"，即练习、训练、锻炼之意。"功"，含义有二：一是指功能与能力；二是指功法，即特定的锻炼方法。按摩练功也可以说是指通过对特定功法的长期反复的刻苦锻炼，学习者逐渐获得从事按摩专业工作的机体功能与负荷能力的过程。其作用主要表现在以下几方面。

1.通过按摩练功，提高练功者的健康水平，使力量、速度、耐力、灵敏性、柔韧性等各项机体素质得到全面发展，并在此基础上，定向培养按摩专业工作者所必须具备的全身各系统耐力素质，包括神经肌肉运动系统、心血管系统及呼吸系统的耐力等，从而使其获得长时间进行手法操作的"持久"负荷能力与生物学基础。

2.通过按摩练功，能改造与提高手法动作器官局部组织的结构与功能状态，可定向提高动作肢体的特殊机能，如使肌纤维增多，肌肉横截面积增大，完成耐力性运动的红肌纤维成分增加，肌肉贮氧能力提高、弹性增强、初长度增加，韧带、结缔组织、肌腱厚实、粗壮、伸展性及抗拉伸力增强，毛细血管网增大并出现囊泡状，关节、骨骼增强而坚固，神经调节机能改善等。这样就具备了学习与发展手法技术的基本条件，满足了手法技能训练的基本要求，因此，可提高与保证手法练习的效果与质量。

3.通过按摩练功，人的神经、内分泌系统的调节能力，内脏器官特别是心血管系统与呼吸系统的配合、支持作用，以及与手法动作器官之间的协调功能和意念的内控制能力可逐渐增强，进而达到身心的高度统一。

4.医疗性按摩练功，能培养患者的"正气"再配合手法治疗可达到"外治内练、扶正祛邪"的目的，能明显提高按摩的疗效。

总之，通过按摩练功，练功者的身心素质达到"精、气、神"三宝合一的高度境界，可使按摩工作者保持旺盛的精力与高度的工作效率，在培养专业技能、保证手法质量、增强医疗效果以及防止职业性损伤等方面有着明显的功效。

五、练功的运动量

按摩练功要想取得理想的效果，除了科学而系统地安排练习内容，还必须因人而异，安排各自适合的运动量。练功运动量是指人体在练功过程中所能完成的生理负荷量，这与其他体育运动概念一致。运动量组成的因素应包括强度、密度、时间、数量和练功项目特性等，改变这些因素中的任何一个因素，都会使练功效果受到影响。

1. 强度

指练功过程中运动的程度，这个要求以练功者各自体质及生理适应程度而定，不可一概而论。

2. 密度

指单位时间内重复练习的次数，体育训练中常以密度作为一个因素来表示运动量的大小，所以密度在运动量中反映时间与次数的关系，也是运动量中一个重要的指标。

3. 时间

指在一次练功课中，应考虑练功的总时间、单一功法完成的时间、上一次练习与下一次练习之间的间歇时间以及练习中完全休息的时间等。当代各项体育运动训练所广泛采用的间歇训练法，就是建立在运动时间的组合基础上的。

4. 数量

指一次练功中，重复练习的量或练习的总量，练功中没有一定的数量就没有一定的质量，也没有良好的练功效果。

5. 练功项目特性

指按摩练功法中的各种练习方法，如徒手或器械等。运动量概念之所以要包括这个因素，因为不同的练法对人体的影响作用也不同，所以在安排练功运动量时也应考虑这个因素。至于运动量诸因素间的相互关系，这是相互依存和相互支持的，只有在全面考虑这些因素的基础上，才能因人而异地制订适合自身情况的运动量，从而保证良好的效果。

六、练功的注意事项

按摩学员既要充分认识练功在专业技能训练中的重要性与必要性，下决心勤学苦练，又要在练功时注意以下各点。

1. 练功能力

练功必须循序渐进，并根据各自不同的生理特点与负荷能力，合理安排练功时间与运动量。应遵循从简到繁、从少到多、由弱渐强的原则。

2. 练功时间

最好安排在早晨，练功要持之以恒，以每日坚持练功30～60分钟为宜，不可时练时停。

3. 选练功法专一

特别是初练者不可朝此夕彼，按摩学员应以本章介绍的易筋经与少林内功为基本功法进行锻炼，待基本掌握且有一定的功底后，再选练其他功法。

4. 练功的环境

要保持安静，室内要光线充足，温度适宜，空气流通，但要避免凉风直接吹到身上。

5. 练功前准备

（1）对练功要有正确的认识与理解，端正态度，明确练功目的，不存非分之想，以唯物主义的科学观为指导，这样才能神静意守、功到自然成而不误入歧途。

（2）衣服宜宽松，不要穿得过多或过紧，不宜穿皮鞋或高跟鞋，以穿软底布鞋、球鞋或练功鞋为宜。

（3）练功前思想与肢体要放松，不做剧烈运动，疲劳、过饱或空腹时不宜练功。

6. 练功中注意事项

（1）练功时应思想集中、心神合一、排除杂念，不能心猿意马、左顾右盼，不开玩笑，不得勉强、蛮干。练功中严禁受惊。

（2）呼吸自然，按功法的要求调匀呼吸，不可屏气、憋气、闭气、提气，以免自伤。

（3）不贪享功中的热、凉、动、摇等舒适感。在练功中出现异常感觉时，要努力自制，不能自制时则应立即停止练功。如出现头晕、胸闷、胸痛、烦躁等不适感，要及时求得教师的指导，以免发生练功偏差与损伤。

（4）练功间歇时，用干毛巾将汗擦干。宜做散步、蹲起、摇肩等整理放松性活动，以使气血通畅。不要大声吵闹，互相扭打玩笑，以免神散气乱，影响继续练功。

7.练功后须知

（1）练功完毕时，先将汗擦干，穿好衣服，不可马上吹风或用冷水冲洗。结束后要适当活动身体，以调和气血，并可饮些温热茶水与营养性饮料。

（2）练功后，如感胸闷、胸痛、气短甚至咳血以及疲惫、精神不振且长时间不能恢复，可能是由练功量过大或过度憋气所致，则应适当休息、暂停练功或进行治疗后再循序练功。

8.练功禁忌

女子经期或孕期不宜练功。

9.医疗性练功

本章介绍的功法也可作为医疗性练功。但在指导患者锻炼时，除必须注意上述各项外，还要特别注意遵循辨证选功的原则，即根据患者的病情、体质、年龄、性别等具体情况，选择适宜的功法或功式进行锻炼，适当掌握练功的运动量与功式的组合，并强调循序渐进，随着病情的变化，及时调整练功的强度、时间。另外，还可配合一定的功式与功法，在一些特殊的部位应用特定的手法治疗，如采取一定的练功姿势，并令患者运气于接受手法的部位，使治疗内外呼应，以增强对经气的激发与调整作用。

七、练功的营养卫生

生命的存在、有机体的生长发育、各种生理活动及体内活动的进行，都有赖于体内的物质代谢的进行过程，体内进行物质代谢必须不断地从外界获得新的物质，主要是从食物中摄取。获得与利用食物的过程，即称为营养。营养是保证人体生长发育的重要因素，并与健康有密切关系，合理的营养能促进健康并是防病强身的手段。应该说，营养和各种体育活动

（包括按摩练功）都是维持和促进人体健康的重要因素。营养是构成机体组织的物质基础，练功则可以增强机体的机能，两者科学地配合，可更有效地促进身体发育和提高健康水平。只注重营养而缺乏练功等运动，会使人肌肉松弛、肥胖无力、机能减弱；而进行练功等运动缺乏必要的营养保证，体内的物质能量消耗没有得到补偿，则会对身体健康或体格造成不良影响。

科学证明，膳食的质量、摄取量与练功运动量有着密切的关系，即想要获得良好的练功效果，使身体健康、强壮，必须有适当的营养保证。练功后营养缺乏，会使身体机能和运动能力下降，并易出现乏力、疲劳不适等症状。所以，这就要求在练功后注意饮食营养（质量和摄入量），以保证身体的需要和练功的预期效果。合理营养要求膳食中包含有机体需要的一切营养素，各种营养素含量适当，全面满足身体需要。

一般而言，按摩练功训练过程中，要适当提高富含蛋白质食物的摄入，诸如鸡蛋、鱼、肉等。注意练功后进食的时间，练功后应适当休息后再进食。因为练功时体内血液比较集中于运动器官，胃肠等消化系统相对处于缺血和抑制状态，消化机能减弱。这样，练功结束即进食，尤其富含蛋白质的食物就不能很好地消化。因此，练功结束后一般应休息30分钟以上进食方好。这样合理地摄取营养膳食及掌握适当的进食时间，才会有益于身体，确实保证练功的效果。

第二节　按摩练功的姿势、呼吸及意念

　　按摩练功的姿势、呼吸及意念，是中国传统功法锻炼中所强调的调身、调息与调心，即练功三要素的内容。由于按摩专业练功所选练的功法及其要求和达到的目的，与一般以养生为主的传统功法不完全相同，故按摩练功时，其"三调"的具体操练方法，有其自身的特殊要求与规律。学员在正式进行按摩练功之前，对此必须正确理解并熟练掌握。

一、按摩练功的基本姿势

　　中国传统养生功法所采用的调身法，主要有卧式、坐式与站式三种。而按摩练功选练的一般都是以全面强体为目的的"强壮功"一类的功法，如易筋经、少林内功等。此类功法都采取在站立位姿势下，全身摆放成一定的架势，做全身定势练习，或下肢站定、躯体与上肢做特定动作的下定上动势练习。常用的步势有站势、马步势、弓箭步势等多种姿势。按摩练功在实际操练时，在调身的环节要重点注意对步势、掌（拳）势与全身或静或动的姿态、身形的正确调控。然而，调身的方法与要求，每一种功法与每一种功势都不完全相同，故具体的方法应按照具体要求进行。

二、按摩练功的呼吸

　　呼吸是生命活动的根本，是按摩练功的重要环节之一。一呼一吸为一息，练功者在调身的基础上，正确掌握练功时特殊的呼吸技术与方法的过程为调息，亦称息法或御气。古人曾形象地比喻道"御气如伏虎"，说明在进行功法锻炼的过程中，若能合理正确地运用息法，则可"如虎添翼"，使身心健康的水平日进月新不断提升；如驾驭不好，则反为虎伤而出现偏差，有损健康。按摩练功的呼吸常用的有以下几种方法。

1. 自然呼吸法

即在练功时保持平常的呼吸形式，但要求柔和一些，这是呼吸锻炼的基础。自然呼吸法具体有三种。

（1）胸式呼吸：呼吸时胸部随之起伏，多见于女子。

（2）腹式呼吸：呼吸时腹部随之起伏，多见于男子。

（3）混合呼吸：呼吸时胸腹部都随之起伏，且起伏较为明显，也有称此为全呼吸的，多见于运动员、歌唱家等。

2. 腹式呼吸法

这是练功中常用的一种呼吸方法，即在放松的基础上，逐步把自然呼吸改变为腹式呼吸。要求呼吸做到自然的深、长、细、匀。呼吸的方式有顺有逆，顺腹式呼吸即吸气时小腹部缓缓隆起，呼气时小腹部缓缓收进；逆腹式呼吸则相反，吸气时腹部收进，呼气时腹部隆起。

3. 停闭呼吸法

这是在腹式呼吸基础上进行的一种呼吸方法，即在一呼一吸之间，或一吸一呼之后，有一停顿闭气时间，或者是适当延长吸气、呼气的时间，或吸长呼短，或吸短呼长。

4. 提肛呼吸法

即在吸气时，稍用意念提起肛门；呼气时，自然放松，注意不要以意念鼓肛。可用在各种呼吸方法的基础上。

总之，按摩练功的呼吸方法很多，练功时要根据病情、体质和所练功法的要求，合理地进行选择，这对保证练功顺利进行、获得良好效果具有重要意义。一般而言，自然呼吸多适用于初练者和体质弱者。腹式呼吸法能加强腹肌运动，通过膈肌上下运动及腹壁肌肉的收缩与放松，可产生对腹腔内脏器的"按摩"作用，同时能扩大肺活量，促进新陈代谢，从而有利于内气的聚集、贮存与调动，是练功中一种重要的呼吸方法。现代研究表明，逆腹式呼吸对消化、呼吸系统疾病及高血压病等有较好的疗效；停闭呼吸法和提肛呼吸法，前者对神经系统、胃肠疾患，后者对低血压、内脏下垂等疾患有一定的效果。练功中选用相应的呼吸方法有利于内气的培育，能够促进人体精、气、神的补养，如果患者治疗过程中配合功法锻炼，可辅助治疗各种虚损，对提高身体素质、促进身体康复具有重要的作用。

三、按摩练功的意念

心为君主之官，出神明，是领御全身脏腑、经络及四肢、百骸功能的主宰。练功者掌握并运用特定的心意，即意念内控的技术与方法来调控身心气息，使精、气、神渐臻合一的过程为调心或心法。

西医学认为，意念是中枢神经系统的功能活动，起着支配人体一切组织器官功能活动的作用。人的精神情绪、思维活动是多种多样的，但概括起来不外良性和恶性两大类。良性（指愉悦、快乐、轻松等）的意识思维和情绪，可改善、调整大脑皮层兴奋与抑制过程，保持人体健康状态，即中医所谓"正气存内，邪不可干"；恶性（指悲哀、沮丧、不愉快等）的意念和不良情绪，可使大脑机能紊乱，导致内脏功能失调，甚至引起器质性病变。由此提出了调心练意的主张，并创造出具体的方法，而这种调整和锻炼意念的方法，主要是强调在练功过程中要求意念集中，排除各种思想杂念的干扰，使得意静专一，心与意合，在一种"恬淡虚无"的思想境界中进一步调形顺气，练习形体，使机体的动作与意气结合，则更可调动人身之内气，促进内气的聚集与运行，进一步调整脏腑功能，更能增强体质，治病强身，达到使身体健康的目的。